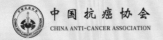

中国抗癌协会
CHINA ANTI-CANCER ASSOCIATION

前列腺癌

中国肿瘤整合诊治指南（CACA）

CACA GUIDELINES FOR HOLISTIC INTEGRATIVE MANAGEMENT OF CANCER

2022

丛书主编 ◎ 樊代明

主　　编 ◎ 叶定伟

U0244979

天津出版传媒集团

天津科学技术出版社

图书在版编目(CIP)数据

中国肿瘤整合诊治指南.前列腺癌.2022 / 樊代明
丛书主编;叶定伟主编.-- 天津:天津科学技术出版
社,2022.6

ISBN 978-7-5742-0126-2

Ⅰ.①中… Ⅱ.①樊… ②叶… Ⅲ.①前列腺疾病—
癌—诊疗—指南 Ⅳ.①R73-62

中国版本图书馆CIP数据核字(2022)第108817号

中国肿瘤整合诊治指南.前列腺癌.2022
ZHONGGUO ZHONGLIU ZHENGHE ZHENZHI ZHINAN.
QIANLIEXIANAI.2022

策划编辑:	方 艳
责任编辑:	张 跃
责任印制:	兰 毅
出 版:	天津出版传媒集团 天津科学技术出版社
地 址:	天津市西康路35号
邮 编:	300051
电 话:	(022)23332390
网 址:	www.tjkjcbs.com.cn
发 行:	新华书店经销
印 刷:	天津中图印刷科技有限公司

开本 787×1092 1/32 印张2.125 字数39 000
2022年6月第1版第1次印刷
定价:23.00元

丛书主编

樊代明

主　编

叶定伟

副主编

邢金春　魏少忠　魏　强　潘铁军

编　委（姓氏笔画排序）

于志坚	门　超	马学军	王弘恺	王红霞
王启林	王奇峰	王　峰	王增军	牛远杰
尹传民	卢建林	付　成	边家盛	邢念增
吕志勇	吕家驹	朱绍兴	朱　耀	朱耀丰
刘　畅	刘　承	刘晓航	孙　发	孙　羿
杜　涛	李　顺	李　珲	李　源	李　磊
杨　庆	吴小候	何朝宏	余志贤	汪　磊
宋　毅	张庆云	张运涛	张　强	张　婷
陆　皓	陈　东	陈　捷	陈　露	邰　胜

林国文	金百冶	赵　强	郝海龙	侯建全
俞洪元	姜　帅	姜昊文	姚旭东	骆　磊
秦晓健	贾瑞鹏	顾正勤	倪少滨	徐卓群
徐　勇	翁国斌	涂新华	陶　陶	盛　璐
崔　岩	康新立	鹿占鹏	董柏君	蒋军辉
韩从辉	喻　彬	谢栋栋	谢晓冬	靳宏勇
廖　洪	樊　博	戴　波		

秘　书

王弘恺

目录

第 一 章

流行病学

前列腺癌（Prostate Cancer，PC）是指发生在前列腺的上皮性恶性肿瘤。按 WHO 2018 年 GLOBOCAN 统计，在世界范围内，PC 发病率在男性所有恶性肿瘤中位居第二。我国 PC 发病率远低于欧美国家，但近年来呈现上升趋势，且增长比欧美发达国家更为迅速。

PC 在老年男性中发病率极高，50 岁前该病发病率处较低水平，随年龄增长发病率逐渐升高，80% 的病例发生在 65 岁以上男性。我国 PC 患者的分期构成与西方发达国家存在巨大差别。以美国为例，在其确诊的新发 PC 中，接近 91% 为临床局限型 PC，这些患者的一线治疗为根治性手术或根治性放疗，在接受标准治疗后预后较好，5 年 OS 接近 100%。而我国新发病例中确诊时仅 30% 为临床局限型，余者均为局部晚期或广泛转移患者，这些患者无法接受局部的根治性治疗，预后较差。

早期 PC 可通过根治性手术或根治性放疗等方式，达到良好疗效，甚至得以治愈。由于肿瘤本身生长缓慢，部分低危、高龄患者也可根据具体情况选择主动监测，待病情进展再进一步治疗。局部进展期和转移性PC，一般选择雄激素去除治疗，以延长生存期，改善生活质量；部分患者可选择手术切除，或在放疗基础上进行多手段的整合治疗。近些年来，随着对晚期PC，去势抵抗型PC的深入研究，以新型内分泌药物、化疗、靶向治疗、免疫治疗等整合治疗模式开启了新时代。基因检测指导下的精准治疗，多学科整合诊治模式下的个体化整合治疗方式为PC指明了未来方向。

— 第二章 —

PC 的筛查和诊断

第一节　PC 的筛查

表 2-1　PC 的筛查

I 类推荐	II 类推荐
年龄>50 岁的男性 年龄>45 岁且有前列腺癌家族史的男性 年龄>40 岁 PSA>1 ng/mL 的男性 携带 BRCA2 基因突变且年龄>40 岁的男性 （均建议每 2 年随访 PS）	40 岁以前 PSA>1ng/mL 男性建议每 2 年随访 PSA[a] 60 岁以前 PSA>2ng/mL 男性建议每 2 年随访 PSA[a]

注：a. 对于无危险因素男性，PSA 随访时间间隔可延长至 8 年。

第二节　PC 的症状

表 2-2　PC 的症状

排尿梗阻症状[a]	排尿困难 排尿等待 尿线无力 排尿间歇 尿潴留

下尿路刺激症状	尿频 尿急 夜尿增多 急迫性尿失禁
局部侵犯症状[b]	睾丸疼痛 射精痛 血尿 肾功能减退 腰痛 血精 勃起功能障碍
全身症状[c]	骨痛 病理性骨折、截瘫 贫血 下肢水肿 腹膜后纤维化 副瘤综合征 弥散性血管内凝血

注：a.PC侵犯尿道或膀胱颈可致梗阻症状，如排尿困难表现为排尿等待、尿线无力、排尿间歇甚至尿潴留等。如肿瘤明显压迫直肠，可引起大便困难或肠梗阻。

b.肿瘤侵犯并压迫输精管会致患侧睾丸疼痛和射精痛，侵犯膀胱可致血尿，侵犯膀胱三角区如侵犯双侧输尿管开口可致肾功减退和腰酸，局部侵犯输精管可引起血精，当肿瘤突破前列腺纤维囊侵犯支配阴茎海绵体的盆丛神经分支时会出现勃起功能障碍。

c.PC常易发生骨转移，引起骨痛或病理骨折、截瘫；PC可侵及骨髓引起贫血或全血象减少；肿瘤压迫髂静脉或盆腔淋巴结转移可引起双下肢水肿。其他少见临床表现包括肿瘤细胞沿输尿管周围淋巴扩散导致的腹膜后纤维化，异位激素分泌导致副瘤综合征和弥散性血管内凝血。

第三节 PC 的诊断方法

表2-3 PC 的诊断方法

I级推荐	II级推荐	III级推荐
前列腺特异性抗原（PSA）[a]	直肠指检（DRE）	p2PSA 与 PHI 指数[c]
前列腺穿刺活检[b]	经直肠超声检查（TRUS）	PCA3[d]
	前列腺核磁共振成像（MRI）	4K 评分[e]
		ConfirmeMDX[f]

注：a.PSA 作为血清标志物彻底改变了 PC 诊断。PSA 是器官特异性而非肿瘤特异性，良性前列腺肥大（BPH）、前列腺炎和其他非恶性前列腺疾病 PSA 也有可能升高。作为一个独立变量，PSA 相较于直肠指检和经直肠超声是一个更好的肿瘤预测指标。PSA 结果可受多种因素影响，如直肠指检、前列腺穿刺、服用保列治等。

b.前列腺穿刺活检要基于 PSA 水平和/或可疑的直肠指检和/或影像学检查，年龄、潜在伴随疾病和治疗反应也需考虑。超声引导下经直肠或会阴穿刺活检是标准措施。基线活检时对前列腺体积较小者一般建议至少行8点系统活检，当前列腺较大时建议行 10~12 点系统活检。再次活检时饱和穿刺（穿刺针数>20针）可提高 PC 检出率。

MRI-TRUS 融合靶向穿刺是前列腺穿刺活检新技术，是指将多参数 MRI（mpMRI）与经直肠超声图像（TRUS）关联融合，针对可疑病灶靶向穿刺，可提高临床有意义 PC 检出率，同时减少临床无意义的低危 PC 检出率。MRI-TRUS 融合靶向穿刺分为认知融合（cognitive fusion biopsy）、软件融合和 MR 直接引导穿刺三种类型。认知融合靶向穿刺是指事先进行 mpMRI 扫描，术者根据 MRI 图像寻找出可疑病灶或感兴趣区，然后在常规超声引导下对 TRUS 图像上对应的可疑病灶或感兴趣区穿刺。软件融合是指将事先进行的 mpMRI 扫描，并将 MRI 图像导入相关软件，勾画靶区和前列腺轮廓，匹配并锁定 TRUS 与 MRI 中的对应图像，使 MRI 提示的可疑靶区图像和前列腺图像能实时随超声探头的移动而变化，并行针对性穿刺。MRI直接引导穿刺需使用特定的穿刺针，并要在穿刺过程中多次进行实时MRI扫描来明确穿刺针与可疑病灶的位置信息。目前研究表明认知融合和软件融合靶向穿刺在穿刺阳性率上没有显著差别。但前者更需要有经验的穿刺者实施操作。在前列腺穿刺的实际操作中，可以采用靶向穿刺结合系统穿刺的方法以进一步提高穿刺准确率。

c.p2PSA是PSA前体的一种截短异构体，在异构体中最稳定、肿瘤特异性最高。

前列腺健康指数（PHI）是整合了血清PSA、fPSA和p2PSA浓度的一个多因子整合模型参数，其临床应用已得到欧洲EMA、美国FDA、中国CFDA等监管机构的批准。国内外多项研究都形成共识：PHI具有比PSA和%fPSA更好的PC诊断效能。特别针对50岁以上直肠指检阴性，PSA为4~10 ng/mL的人群，PHI对提高前列腺穿刺活检阳性率，预测高分级的PC有更好效能。

d.PCA3即新型前列腺癌抗原3，是非编码信使核糖核酸（mRNA）片段，定位于第9号染色体上（9q21-22）。大规模前列腺穿刺活检回顾性临床研究显示，PCA3的阳性（48%~75%）和阴性（74%~90%）预测值均较好。

e.4K评分是整合了总PSA、游离PSA、完整PSA和hK2的一个指标。

f.ConfirmeMDX检测是基于在PC病灶附近的良性前列腺组织表现出独特的表观遗传学改变这一观念，量化了良性前列腺组织中APC、RASSF1和GSTP1三个基因启动子区域的甲基化水平。如果活检错过了PC，则良性组织中的表观遗传学改变会提示肿瘤存在。

第四节　前列腺穿刺

表2-4　前列腺初次穿刺指征

前列腺初次穿刺指征
DRE发现前列腺可疑结节，任何PSA值
TURS或MRI发现可疑病灶，任何PSA值
PSA值>4 ng/mL

表2-5　前列腺穿刺活检技术的实施

前列腺穿刺活检术的实施	
穿刺术前检查[a]	I类推荐
抗生素保护下行经直肠/经会阴穿刺活检[b]	I类推荐
前列腺周围局部浸润麻醉[c]	I类推荐
围手术期抗凝及抗血小板药物的使用[d]	I类推荐
初次（基线）穿刺，经直肠/会阴10~12针系统活检[e]	I类推荐

注：a.mpMRI可提高临床有意义的PC（csPC）检出率。mpMRI
　　阳性，前列腺系统性穿刺中应包括MRI引导下的前列腺靶向
　　穿刺（MRI-TBx）。mpMRI阴性可行前列腺系统性穿刺。
　　b.活检前建议口服或静脉应用抗生素。喹诺酮类药物为首
　　选，环丙沙星优于氧氟沙星。选择抗生素时要考虑耐药性。
　　c.经会阴穿刺推荐超声引导下的前列腺外周神经阻滞。经
　　直肠穿刺可行直肠内灌注局部麻醉。
　　d.对有心脑血管病风险、支架植入病史长期口服抗凝或抗
　　血小板药物的患者，围术期要整合评估出血风险及心脑血
　　管疾病风险，慎重决定相关药物使用。
　　e.基线穿刺，前列腺小于30mL建议至少行8针系统活检。
　　前列腺更大时建议行10~12针系统活检，针数增加并未显
　　著增加并发症发生率。近期研究证实MRI引导下融合靶向
　　穿刺能提高临床有意义PC检出率（提高12%），减少无意
　　义低危PC检出率（减少13%），因此鼓励在初次穿刺前施
　　行MRI检查以及MRI引导的靶向前列腺穿刺。

表2-6　前列腺重复穿刺指征

重复穿刺指征[a]
首次穿刺病理发现非典型性增生或高级别PIN
复查PSA>10 ng/mL，任何f/t PSA和PSAD值
复查PSA 4~10 ng/mL，f/t PSA、PSAD值、DRE或影像学表现异常[b]
复查PSA 4~10 ng/mL，f/t PSA、PSAD值、DRE或影像学表现均正常[c]

注：a.重复穿刺时首选MRI-TBx。

b. 如 TRUS 或 MRI 提示可疑癌灶（例如 PI–RADS>3），推荐行 mpMRI 检查，基于 mpMRI 的靶向穿刺可显著提高重复穿刺阳性率、避免漏诊。

c. 每3个月复查 PSA。如 PSA 连续2次>10 ng/mL，或 PSAV >0.75 ng/mL，应重复穿刺。

第五节　PC 的病理学评价

表 2-7　Gleason 评分系统 [a]

分级	病理形态
1	由密集排列但相互分离的腺体构成境界清楚的肿瘤结节
2	瘤性结节有向周围正常组织微浸润，且腺体排列疏松，异型性大于1级
3	瘤性腺体大小不等，形态不规则，明显浸润性生长，但每个腺体均独立不融合，有清楚的管腔
4	瘤性腺体相互融合，形成筛孔状，或细胞环形排列中间无腺腔形成
5	呈低分化癌表现，不形成明显腺管，排列成实性细胞巢或单排及双排的细胞条索

注：a. 前列腺腺癌的病理分级推荐使用 Gleason 评分系统。将 PC 组织分为主要分级区和次要分级区，每区按5级评分，两区的 Gleason 分级值相加得到总评分即为其分化程度。

表 2-8　PC 分级分组（Grading Groups）系统 [a]

分级分组系统	
分级分组1	Gleason 评分≤6，仅由单个分离的、形态完好的腺体组成
分级分组2	Gleason 评分 3+4=7，主要由形态完好的腺体组成，伴有较少形态发育不良腺体/融合腺体/筛状腺体组成

分级分组系统	
分级分组3	Gleason 评分 4+3=7，主要由发育不良的腺体/融合腺体/筛状腺体组成，伴少量形态完好的腺体
分级分组4	Gleason 评分 4+4=8；3+5=8；5+3=8，仅由发育不良的腺体/融合腺体/筛状腺体组成；或者以形态完好的腺体为主伴少量缺乏腺体分化的成分组成；或者以缺少腺体分化的成分为主伴少量形态完好的腺体组成[b]
分级分组5	Gleason 评分 5+5=10；5+4=9；4+5=9，缺乏腺体形成结构（或伴坏死），伴或不伴腺体形态发育不良或融合腺体或筛状腺体[c]

注：a.2014年国际泌尿病理协会（ISUP）提出一种新的分级系统，称为 PC 分级分组系统，根据 Gleason 总评分和疾病危险度将 PC 分为 5 个不同组别。

b.由更少量发育不良的腺体/融合腺体/筛状腺体组成。

c.对大于 95% 发育不良的腺体/融合腺体/筛状腺体，或活检针或 RP 标本缺乏腺体形成结构，发育良好的腺体组成小于 5% 不作为分级的因素考虑。

第六节 PC 的分期

表 2-9（Ⅰ） PC TNM 分期系统[a]

原发肿瘤（T）[b]		病理	(pT)[c]
临床			
T_X	原发肿瘤无法评估		
T0	没有原发肿瘤证据		
T1	不能被扪及和影像无法发现的临床隐匿性肿瘤		
	T1a 在 5% 或更少的切除组织中偶然的肿瘤病理发现		

原发肿瘤（T）[b]		病理	（pT）[c]
临床			
T1	T1b 在 5% 以上的切除组织中偶然的肿瘤病理发现		
	T1c 穿刺活检证实的肿瘤（如由于 PSA 升高），累及单侧或者双侧叶，但不可扪及		
T2	肿瘤可扪及，局限于前列腺之内	pT2	局限于器官内
	T2a 肿瘤限于单侧叶的二分之一或更少		
	T2b 肿瘤侵犯超过单侧叶的二分之一，但仅限于一叶		
	T2c 肿瘤侵犯两叶		
T3	肿瘤侵犯包膜外，但未固定也未侵犯临近结构	pT3	前列腺包膜外受侵
	T3a 包膜外侵犯（单侧或双侧）		pT3a 前列腺受侵（单侧或者双侧），或显微镜下可见侵及膀胱颈
	T3b 肿瘤侵犯精囊（单侧或双侧）		pT3b 侵犯精囊
T4	肿瘤固定或侵犯除精囊外的其他邻近组织结构：如外括约肌、直肠、膀胱、肛提肌和/或盆壁	pT4	肿瘤固定或侵犯除精囊外的其他邻近组织结构：如外括约肌、直肠、膀胱、肛提肌和/或盆壁。

注：a.PC 分期系统目前最广泛采用的是美国 AJCC 制订的 TNM 分期系统，采用 2017 年第 8 版。

　　b.T 分期表示原发肿瘤，分期主要依靠 DRE、TURS、MRI 及穿刺结果，病理分级和PSA亦可辅助。

c.没有病理学T1分类。

表2-9（Ⅱ）　PC TNM 分期系统[a]

区域淋巴结（N）[a]			
临床		病理	（pN）
N_x	区域淋巴结无法评估	pN_x	无区域淋巴结取材标本
N0	无区域淋巴转移	pN0	无区域淋巴结转移
N1	区域淋巴结转移	pN1	区域淋巴结转移

注：a.N分期表示淋巴结情况，N分期金标准依赖淋巴结切除术后病理，CT、MRI及超声亦可辅助。

表2-9（Ⅲ）　PC TNM 分期系统[a]

远处转移（M）[a]	
临床	
M_x	远处转移无法评估
M0	无远处转移
M1	远处转移[b]
	M1a非区域淋巴结的转移
	M1b骨转移
	M1c其他部位转移，有或无骨转移

注：a.M分期表示远处转移，主要针对骨转移，分期依赖ECT、PSMA-SPECT/CT、PSMA-PET、MRI、CT及X片等影像学检查。

b.如果存在一处以上的转移，则按最晚期分类。

表2-10 预后分组

预后分组					
分组	T	N	M	PSA	Grade Group
I	cT1a-c	N0	M0	PSA<10	1
	cT2a	N0	M0	PSA<10	1
	pT2	N0	M0	PSA<10	1
II A	cT1a-c	N0	M0	10≤PSA<20	1
	cT2a	N0	M0	10≤PSA<20	1
	pT2	N0	M0	10≤PSA<20	1
	cT2b	N0	M0	PSA<20	1
	cT2c	N0	M0	PSA<20	1
II B	T1-2	N0	M0	PSA<20	2
II C	T1-2	N0	M0	PSA<20	3
	T1-2	N0	M0	PSA<20	4
III A	T1-2	N0	M0	PSA≥20	1-4
III B	T3-4	N0	M0	任何PSA	1-4
III C	任何T	N0	M0	任何PSA	5
IV A	任何T	N1	M0	任何PSA	任何
IV B	任何T	任何N	M1	任何PSA	任何

第七节 PC的中医诊断

表2-11 PC的中医诊断

中医诊断
疾病诊断[a]
证候诊断（局部、全身治疗前）[b]
证候诊断（局部、全身治疗后）[c]

注：a.疾病诊断：前列腺癌是外邪、内伤、饮食、脏腑功能失调等多种因素综合作用导致机体阴阳失调，正气亏虚，气

血阻于经络而引起局部气滞、血瘀、痰凝、湿聚、热毒等互结而成。脾肾亏虚为本，湿热下注、痰瘀闭阻等因素加速了疾病的进展。

b.证候诊断（局部、全身治疗前）。

（1）肝气郁结证：胸闷不舒，胁痛，腹胀，不欲饮食，或气上逆于咽喉，四肢倦怠，舌淡红，苔白厚，脉弦。

（2）气郁化火证：胸闷不舒，胁痛，腹胀，不欲饮食，并有面红目赤、心胸烦热、小便赤涩灼痛，舌红，苔黄，脉弦。

（3）心神失养证：精神恍惚，心神不宁，多疑易惊，悲忧善哭，喜怒无常，或时时欠伸，舌淡，苔薄，脉弦。

（4）心脾两虚证：心悸怔忡，失眠多梦，眩晕健忘，面色萎黄，食欲不振，腹胀便溏，神倦乏力，舌质淡嫩，或有齿痕，苔薄，脉细弱。

（5）心肾阴虚证：心痛憋闷，心悸盗汗，虚烦不寐，腰膝酸软，头晕耳鸣，尿频尿急，夜尿频，口干便秘，舌红少津，苔薄或剥，脉细数或促代。

c.证候诊断（局部、全身治疗后）。

（1）瘀热伤津证：术口疼痛，发热无恶寒，口干，舌暗红，苔少，脉弦细。

（2）脾虚气滞证：乏力，气少，腹胀，纳差，大便未解，舌淡红，苔厚或黄腻，脉弦细。

（3）肾虚湿热证：尿痛滴沥、甚至失禁，舌淡红，苔黄，脉沉细。

（4）气血两亏证：疲乏，体虚气弱，舌淡，苔薄或少，脉细。

—— 第三章 ————————————————

局限性 PC 的治疗

第一节 极低危

分期为 T1c，Gleason 评分≤6 分且 PSA<10ng/mL，同时满足穿刺小于 3 条组织见癌，每条穿刺组织中癌占比≤50% 且前列腺 PSA 密度<0.15ng/mL/g。

表 3-1 极低危可选方案

可选方案	I类推荐	II类推荐
初始治疗	仅行 PC 根治术[a,b]（对于能耐受手术副作用的患者）	PC 根治术+淋巴结清扫
	EBRT 或粒子植入放疗[c]	针对前列腺的其他局部治疗[d]
	主动监测[e]	
	等待观察：对于预期生存<10 年（基于并发症）无症状患者	
辅助治疗	EBRT（根治术后无淋巴结转移，但病理有不良预后特征[f]）	随访
	ADT（根治术后有淋巴结转移）	EBRT
	随访（根治术后无不良预后特征且无淋巴结转移或初始治疗选择 EBRT 或粒子植入）	

注：a.PC 根治术可用开放、腹腔镜或机器人辅助，对预期生存

>10年或发生包膜外侵犯风险较低者可行神经保留手术。

b.预测淋巴结转移风险<2%可不行淋巴结清扫。

c.外放疗（external beam radiotherapy，EBRT）推荐74~80Gy，每次2Gy的调强放疗；低分割方案（68Gy/20fx四周或70Gy/28fx六周）可作为备选方案；对未曾进行过TURP、IPSS评分较好且前列腺<50mL可行低剂量近距离放疗。

d.前列腺的其他局部治疗包括：冷冻治疗、高能聚焦超声（HIFU）治疗等。

e.动态随访的目的是：避免给予局限期前列腺癌过度治疗并避免不必要的并发症，但时刻准备在必要时给予治愈性治疗。动态随访的方式包括：每6个月测PSA；每12个月查DRE。注意事项：对于主动监测的候选人可进行BRAC1/2检测。结果为阳性的患者，不建议进行主动监测。

f.病理不良预后特征包括：切缘阳性、精囊侵犯、包膜外侵犯，或术后PSA下降不到检测不到水平（PSA<0.1ng/mL）。

第二节　低危

定义：T1-T2a且Gleason评分≤6分/预后分组1且PSA<10ng/mL。

表3-2　低危可选方案

	I类推荐	II类推荐
初始治疗	仅行PC根治术[a, b]（对能耐受手术副作用的患者）	PC根治术+淋巴结清扫
	EBRT或粒子植入放疗[c]	针对前列腺的其他局部治疗[d]
		主动监测[e]
辅助治疗	EBRT（根治术后病理有不良预后特征[f]且无淋巴结转移）	随访
	ADT（有淋巴结转移）	EBRT
	随访（根治术后，无不良预后特征且无淋巴结转移）	
	随访（对调强放疗患者）	ADT

注：a.PC根治术可用开放、腹腔镜或机器人辅助，对预期生存
>10年或发生包膜外侵犯风险较低的患者可行神经保留的
手术。

b.预测淋巴结转移风险<2%可不行淋巴结清扫。

c.外放疗（external beam radiotherapy，EBRT）推荐74~
80Gy，每次2Gy的调强放疗；低分割方案（68Gy/20fx四周
或70Gy/28fx六周）可作为备选方案；对未曾进行TURP、
IPSS评分较好且前列腺<50mL的患者可行低剂量近距离放
疗。

d.冷冻治疗、高聚焦超声治疗等。

e.动态随访包括：每6个月测PSA；每12个月查DRE；仅
限预期寿命小于10年患者。仍建议在合适的时候行
BRAC1/2检测。

f.病理不良预后特征包括：切缘阳性、精囊侵犯、包膜外
侵犯，或术后PSA下降不到检测不到水平（PSA<0.1ng/
mL）。

第三节 中危

定义：cT2b-T2c或Gleason评分7分或PSA10~
20ng/mL。

表3-3 中危可选方案

	I类推荐	II类推荐
初始治疗	PC根治术[a]+盆腔淋巴结清扫[b]	PC根治术+标准淋巴结清扫
	EBRT（76~78Gy）+同期4~6个月ADT[c]	EBRT（76~80Gy）不伴同期ADT
		EBRT（76~78Gy）联合粒子植入放疗，不伴同期ADT
		粒子植入放疗[d]或针对前列腺的其他局部治疗[e]
		主动监测[f]

	I类推荐	II类推荐
辅助治疗	EBRT（RP术后，无淋巴结转移，但病理有不良预后特征[g]）	随访（RP术后，无淋巴结转移，但病理有不良预后特征[g]）
	ADT（RP术后有淋巴结转移）	EBRT（RP术后有淋巴结转移）
	随访（RP术后无不良预后特征且无淋巴结转移）	
	放疗后短程ADT 4~6个月	不愿ADT则需要增加放疗剂量

注：a.PC根治术可用开放、腹腔镜或机器人辅助，对预期生存
>10年或发生包膜外侵犯风险较低者可行神经保留手术。

b.预测淋巴结转移风险<2%可不清扫。根据患者具体情况
和治疗目的选择标准/扩大盆腔淋巴结清扫术。

c.外放疗（external beam radiotherapy，EBRT）推荐76~
78Gy，每次2Gy的调强放疗，伴同期ADT 4~6个月。

d.对未曾进行过TURP、IPSS评分较好且前列腺<50mL者可
行低剂量近距离放疗，碘125 145Gy，钯103 125Gy铯
115Gy。

e.冷冻治疗、高聚焦超声治疗等。

f.动态随访包括：每6个月测PSA；每12个月查DRE；只
针对高选择者（GS 4占比<10%），且患者能接受疾病转移
潜在风险有所上升，预期寿命小于10年。

g.病理不良预后特征包括：切缘阳性、精囊侵犯、包膜外
侵犯，或术后PSA下降<0.1ng/mL。

第四节 高危和极高危

高危PC：T3a期或病理等级分组4或5或PSA>
20ng/mL；极高危PC：T3b-T4或主要病理等级分组5
或>4针组织病理等级分组4-5。

表3-4　高危和极高危初始临床评估

初始临床评估	分层	I类推荐	II类推荐	III类推荐
预期寿命>5年或有症状	初始治疗	外放疗+雄激素剥夺治疗[a]		
		外放疗+近距离照射治疗+雄激素剥夺治疗[b]		
		前列腺根治术+盆腔淋巴结清扫[c]		
	术后辅助治疗	外放疗或观察[d]（术后证实存在不良特征[e]且无淋巴结转移）		
		雄激素剥夺治疗或观察[f]（术后证实有淋巴结转移）	加用外放疗[g]（术后证实有淋巴结转移）	
	后续治疗	主动监测[h]（初始治疗后PSA不可测或达到最低点）		
		参见前列腺放疗后复发或术后复发的诊治（初始治疗后PSA复发）		
预期寿命≤5年且无症状	治疗选择[i]	观察		
		雄激素剥夺治疗		
		外放疗		

注：a.对高危和极高危PC患者中，外放疗联合2~3年的雄激素剥夺治疗（LHRH激动剂单用或LHRH激动剂+第一代抗雄激素药，如氟他胺、比卡鲁胺）已被证明有效。

一项研究将415例随机分为单用外放疗和外放疗整合3年雄激素剥夺治疗。另一项研究（RTOG 8531），933例T3期PC行外放疗后被分为辅助雄激素剥夺治疗和复发后行雄激素剥夺治疗两组。另两项3期临床随机试验评估了对T3期PC行雄激素剥夺治疗联合或不联合放疗的长期疗效。在所有4项研究中，相较于单一治疗模式，外放疗联合雄激素剥夺治疗均提升了疾病特异性生存和OS。有适合的患者可考虑在外放疗完成后行6周期多西他赛整合类固醇化疗，同时继续雄激素剥夺治疗。GETUG 12研究将413例高危/极高危PC患者随机分为调强放疗+雄激素剥夺治疗组和调强放疗+雄激素剥夺治疗+多西他赛+雌莫司汀组，中位随访8.8年，后者无复发率为62%，而前者只有50%。

b. 外放疗联合近距离照射治疗及1～3年的雄激素剥夺治疗（LHRH激动剂单用或LHRH激动剂+第一代抗雄激素药，如氟他胺、比卡鲁胺）普遍用于高危/极高危PC患者。该治疗模式的预后很理想，9年PFS和DFS分别达到87%和91%。在一项1809例Gleason评分9-10 PC多中心回顾性研究中发现，外放疗+近距离照射治疗+雄激素剥夺治疗相较于前列腺根治术或外放疗+雄激素剥夺治疗，三种治疗模式联用与提升的前列腺特异性生存和无转移生存相关。此外，一项分析了国家癌症数据库（National Cancer Database）43000高危PC的研究发现，外放疗+近距离照射治疗+雄激素剥夺治疗与前列腺根治术相比，死亡率相似，但低于外放疗+雄激素剥夺治疗。

c. 对肿瘤未固定于盆壁，且年轻、身体状况较好的高危/极高危PC，可行PC根治术+盆腔淋巴洁清除术。

部分高危/极高危PC患者可从PC根治术中获益。一项分析822例穿刺Gleason评分8-10 PC行根治术发现，PSA大于10ng/mL、分期T2b及以上、Gleason评分9-10、更多穿刺组织呈高级别肿瘤及肿瘤累及超过50%组织等预示术后生存不良。不具有以上不良因素10年无生化复发率和疾病特异性生存均显著好于具有上述不良因素的患者。因此，PC根治术是高危及部分极高危患者的选择。盆腔淋巴结清扫可包括所有淋巴结存在的区域，即髂外静脉前面、盆壁侧面、膀胱壁中间、盆底后面、Cooper韧带远端和髂内动脉近端所围成的区域。有好几项研究都提示清扫淋巴结区域更多，生存获益更好，可能是清除了微转移灶，不过目前还缺乏相关确定性证据。目前大多主张对高危/极高危PC患者行扩大盆腔淋巴结切除术，包括髂外、髂内、闭孔淋巴结，有人提出还应向上清扫至髂总与输尿管交叉处以及包括骶前淋巴结。此举可获更为精确的分期信息，也可去除微小转移灶，有益于PC治疗，但该术式对术者要求较高，且并发症较多。

对于可疑局部向外侵犯，固定于盆壁或者直肠表面，局部明显具备肿大淋巴结但是可以通过手术切除者，可考虑新辅助内分泌治疗。在新辅助治疗一段时间后重新评估进行手术治疗。

d.对高危/极高危PC行根治术后，有两种治疗选择，一是在术后6个月内，一旦泌尿功能恢复，立刻对手术区行辅助性外放疗。二是观察随访，进行临床和生物学监测。

e.不良特征包括：切缘阳性、精囊腺侵犯、突破前列腺包膜或可检测到PSA。

f.PC根治术后存在淋巴结转移，术后辅助雄激素剥夺治疗（去势手术或LHRH激动剂单用）是一种选择，另一选择是观察随访，进行临床和生物学监测。

一项研究将98例术后证实淋巴结转移阳性患者分为术后即刻雄激素剥夺治疗组和观察组，前者相较于后者明显提升了术后OS。另一项SEER的研究比较了前列腺根治术后淋巴结转移患者行120天雄激素剥夺治疗或等待观察，结果显示两组间OS和肿瘤特异性生存相似。另一项731例淋巴结转移患者未证实术后初始雄激素剥夺治疗比等待观察有更好的术后生存获益。回顾性研究显示初始观察对前列腺根治术后N1患者是安全的，因为369例中28%术后10年仍无生化复发。

g.PC根治术后存在淋巴结转移，第三种选择是雄激素剥夺治疗（去势手术或LHRH激动剂单用）基础上加用盆腔外放疗。一项回顾性研究显示，前列腺根治术后淋巴结转移患者行雄激素剥夺治疗+外放疗相较于单用雄激素剥夺治疗，能提升无生化复发生存、肿瘤特异性生存及OS。

h.初始治疗后前5年每3个月查一次PSA，5年后每年查一次PSA。直肠指检每年查一次，如果PSA不可测，也可省略。

i.姑息性雄激素剥夺治疗（去势手术或LHRH激动剂单用）或外放疗可用于预期寿命≤5年的高危/极高危PC患者，但5年内有可能发生肾积水或肿瘤转移。如果评估相关治疗的风险大于获益，也可考虑观察随访，并行临床和生物学监测。

第五节 区域淋巴结转移（任何 T，N1，M0）

表3-5 区域淋巴结转移可选方案

分层	I类推荐	II类推荐
	ADT（2–3年）[a]+放疗[b]±阿比特龙[c]+强的松/甲强龙	前列腺根治术+盆腔淋巴结清扫[d]
	ADT[a]±阿比特龙[c]+强的松/甲强龙	
术后辅助治疗	雄激素剥夺治疗或观察[e]	加用外放疗[e]

注：a.应用方案：①睾丸去势术；②LHRH激动剂，如醋酸亮丙瑞林，醋酸曲普瑞林，醋酸戈舍瑞林，醋酸组氨瑞林。

b.应用方案：①外放疗：72Gy 至 80Gy，单次剂量2Gy；75.6Gy 至 81Gy，单次剂量 1.8Gy；70.2Gy，单次剂量 2.7Gy；70Gy，单次剂量 2.5Gy；60Gy，单次剂量3Gy。②内放疗：^{125}I 内放疗，110~115Gy；^{103}Pd 内放疗，90~100Gy；^{137}Cs 内放疗，85Gy；高剂量率近程放疗 21.5Gy（单剂量 10.75Gy×2）；调强放疗 37.5Gy（单剂量 2.5Gy）+12~15Gy高剂量率近程放疗。

c.阿比特龙方案：阿比特龙 1000mg po qd+强的松 5mg（或甲强龙 4mg）po bid。阿比特龙，应空腹服用，即口服前至少 2 小时和服用后至少 1 小时避免进食。需要联合去势治疗。强的松，甲强龙，应饭后服用。常见副反应有高血压，电解质紊乱，肾上腺皮质功能不全，肝毒性，血脂异常等。

d.参见极高危前列腺根治术的诊治。

e.参见术后证实为淋巴结转移的极高危前列腺根治术后的诊治方案。

— 第四章 —

PC 根治性治疗后复发的诊疗

第一节　PC 根治术后复发的诊疗

1　PC 根治术后复发的检查及评估

表 4-1　PC 根治术后复发的检查及评估

	基本原则
一般状况评估	1.既往史[a]
	2.体格检查
	3.血液学检查[b]
	4.PSA 及睾酮检查[c]
	5.心理评估及疏导
确诊性检查[d]	1.原发灶病理会诊[e]
	2.胸部 X 线或 CT
	3.骨扫描[f]
	4.腹盆腔 CT 或 MRI[g]
	5.[11]C-胆碱 PET/CT 或 ^{18}F PET/CT[h]
	6.PSMA PET/CT[i]
	7.前列腺瘤床活检（若影像学提示局部复发）

注：a.详细询问既往治疗史，特别是既往手术方式、术后病理
　　包括 Gleason 评分、分期、切缘等情况，新辅助或辅助内
　　分泌治疗及其他与治疗相关的重要病史信息。

b.抗雄及新型内分泌治疗的药物大多通过肝脏代谢，因此肝肾功能检查十分重要，对判断是否存在药物禁忌提供参考。

c.一般将PC根治术后，影像学检查阴性前提下，连续两次PSA≥0.2ng/mL定义为生化复发的标准。然而，部分学者认为将PSA基准值提高到0.4ng/mL可更好提示远处转移风险。

d.所有影像学检查只有在指导后续治疗时使用。

e.确认复发转移后对原发灶的病理确诊必要时进行病理会诊十分重要。特别是既往Gleason评分，切缘等状态未知，进一步明确是否有神经内分泌分化等特殊病理类型。并推荐对复发转移进行转移灶活检明确病变性质。

f.PC根治术后PSA不能降低至检测水平以下，或RP术后PSA降至检测水平以下又连续两次上升都可考虑行骨扫描检测。骨扫描可能存在闪烁现象即假阳性摄取增高病灶，应结合患者PSA，症状等整合考虑。

g.CT能很好显示解剖结构，评估淋巴结、骨或内脏转移。MRI可更好地显示软组织，还可完成多参数和功能显像。RP术后PSA不能降至检测水平以下，或PSA降至检测水平以下又连续两次上升都可考虑行局部MRI判断有无局部复发。

h.检测骨转移，PET/CT灵敏度要高于骨扫描，在生化复发病人其灵敏度和特异度分别为86%~89%和89%~93%。

i.全称为Prostate-specific membrane antigen-based PET/CT即前列腺特异膜抗原PET/CT，是以PSMA为标记的新型核素显像。在生化复发病人中，PSA在0.2~0.5 ng/mL，0.5~1 ng/mL，1~2 ng/mL和>2 ng/mL人群中，病灶检出率分别为15%~58%，25%~73%，69%~100%和71%~100%，均高于其他传统检测手段。

2 PC根治术后复发的治疗

表4-2 PC根治术后复发的治疗

分层	I类推荐	II类推荐	III类推荐
生化复发/局部复发	挽救性放疗[a]	内分泌治疗[b]	挽救性淋巴结清扫[d]
		观察随访[c]	

分层	Ⅰ类推荐	Ⅱ类推荐	Ⅲ类推荐
远处转移		全身治疗[e]	
		转移灶放疗[f]	
后继治疗[g]	ADT治疗±比卡鲁胺	奥拉帕尼（存在HRR通路基因突变）	其他化疗方案
	阿比特龙（或一线其他药物失效后）	镭-223（单纯骨转移）	加用抗雄激素药物
	多西他赛（或一线其他药物失效后）	卡巴他赛（多西他赛化疗后的mCRPC）	抗雄激素撤退治疗
	恩扎卢胺（或一线其他药物失效后）		抗雄激素药物互换
	阿帕他胺（或一线其他药物失效后）		酮康唑
	新药临床研究		糖皮质激素
			低剂量雌激素

注：a.PC根治术后生化复发，早期行放疗可获治愈，在PSA上升至0.5ng/mL前，通过挽救性放疗可使60%患者PSA再次下降至检测不到的水平，可降低80%五年内进展风险。目前对根治术后挽救性放疗的照射靶区和剂量没有明确推荐，但至少包括前列腺癌瘤床，也可包括全盆腔，剂量一般推荐为64~72Gy，若存在局部复发病灶可考虑更高剂量。主要不良反应为放射性膀胱炎，尿失禁和放射性肠炎，2级不良反应发生率为4.7%~16.6%，3级为0.6%~1.7%，随剂量增加而增加。

b.根据RTOG 9601临床试验结果，在SRT基础上加用2年比卡鲁胺抗雄治疗可延长疾病特异生存和OS。根据GETUG-AFU 16临床试验结果，在SRT基础上加用6个月GnRH类似物可显著延长PFS。对存在放疗禁忌，PC术后尿控无法恢复或不愿接受放疗也可单独使用内分泌治疗。

c.对低危患者（PSA倍增时间>12个月，术后至生化复发>3年，GS≤7及T分期<T3a），预期寿命<10年或拒绝接受挽救

性治疗的可行观察随访。

d.目前对PC根治术后局部淋巴结转移，行挽救性淋巴结清扫术的研究主要是回顾性的。据报道，肿瘤PFS和10年DFS可达70%。

e.具体详见第五章 转移性PC的诊疗。

f.对承重骨或存在症状的骨转移灶可行姑息性放疗，单次8Gy可有效缓解症状；对寡转移病人可以临床试验的形式对转移灶行SBRT治疗。

g.经挽救性放疗但未经内分泌治疗的患者出现疾病进展，转移的后续治疗具体参见第五章第一节转移性激素敏感性PC的诊疗；经过内分泌治疗，睾酮始终处于去势水平者出现疾病进展，转移的后续治疗具体参见第五章第三节转移性去势抵抗性PC的诊疗。

第二节　PC根治性放疗后复发的诊疗

根治性放疗后无论是否接受内分泌治疗，PSA较最低值升高2ng/mL定义生化复发。

1　PC根治性放疗后复发的检查及评估

表4-3　PC根治性放疗后复发的检查及评估

分层	I类推荐	II类推荐	III类推荐
适合局部治疗[a]	PSA倍增时间 胸部X线或CT PSMA PET/CT[b] PSMA SPECT/CT 前列腺MRI[c] TRUS穿刺活检[d]	腹部/盆腔 CT 或 MRI[e] ^{11}C–胆碱 PET/CT[f] 或 ^{18}F PET/CT[g]	
不适合局部治疗		PSMA PET/CT PSMA SPECT/CT 骨扫描	

注：a.适合局部治疗的定义：初始临床分期T1~T2，Nx 或 N0；预期寿命>10年；目前PSA<10 ng/mL。

b.对生化复发患者，PSMA PET/CT检测是否存在远处转移的敏感度显著优于骨扫描和胆碱PET/CT。

c.多参数MRI是目前定位局部复发的最佳手段，可引导前列腺穿刺活检及后续的局部挽救性治疗。

d.穿刺活检是否阳性是RT术后生化复发主要预后因素，由于局部挽救性治疗的并发症发生率很高，在治疗前获得病理证据很有必要。

e.由于生化复发进展至临床转移需7~8年，无症状患者骨扫描和腹盆腔CT阳性率很低。

f.胆碱PET/CT检测骨转移的敏感度优于骨扫描，但依赖于PSA水平和动力学。当生化复发PSA<1 ng/mL时，敏感度仅为5%~24%，而PSA升高至>5 ng/Ml时，敏感度提高至67%~100%。对淋巴结转移敏感度不高，仅适于后续适合局部治疗的患者。研究显示放疗后生化复发的PSA水平分别为1~2 ng/mL、2~4 ng/mL、4~6 ng/mL 和>6 ng/mL时，对应的敏感度分别为54.5%，81%，89%和100%。

g.^{18}F PET/CT检测骨转移比骨扫描更具优势，但评估软组织转移灶方面不如^{11}C-胆碱PET/CT。

2　PC根治性放疗后复发的治疗

表4-4　PC根治性放疗后复发的治疗

	分层	I类推荐	II类推荐	III类推荐
适合局部治疗	TRUS 穿刺活检阳性，无远处转移证据		观察随访[a] 挽救性前列腺切除+盆腔淋巴结清扫术[b]	冷冻治疗[c] 近距离放疗[d] 高能聚焦超声[e]
	TRUS 穿刺活检阴性，无远处转移证据		观察随访 内分泌治疗 新药临床研究	
	有远处转移证据		全身治疗[f]	

	分层	I类推荐	II类推荐	III类推荐
不适合局部治疗			内分泌治疗 观察随访	

注：a.对低危患者（PSA 倍增时间>12 个月；生化复发时间>3
年；Gleason 评分≤7 且病理分期≤T3a），直到出现有明显转
移之前都可进行观察。预期寿命不足 10 年或不愿接受挽救
治疗的不健康病人也可进行观察。从生化复发到转移的中
位时间约为 8 年，从转移到死亡约为 5 年。

b.相比其他治疗手段，挽救性前列腺切除是历史最悠久、
最有可能达到局部控制的手段。然而，实行挽救性前列腺
切除须要考虑并发症发生率更高，因为放疗后可能增加纤
维化和伤口愈合不良风险。挽救性前列腺切除后 5 年和 10 年
无生化复发生存为 47%~82% 和 28%~53%。10 年 DFS 和
OS 分别为 70%~83% 和 54%~89%。与初始 PC 根治术相比，
挽救性前列腺切除的吻合口狭窄（47% vs.5.8%），尿潴留
（25.3%vs. 3.5%），尿瘘（4.1%vs. 0.06%），脓肿
（3.2%vs.0.7%）和直肠损伤（9.2% vs.0.6%）等并发症风险
升高。尿失禁发生率在 21%~90%，几乎所有患者都出现了
勃起功能障碍。因此对病人的选择应极为慎重，并且在有
经验的中心开展。

c.前列腺冷冻消融术 5 年无生化复发生存率在 50%~70%。
PSA<10 ng/mL 的患者术后约 50% 可获持久缓解。冷冻消融
后 5 年无生化复发生存率（21%）和 OS（85%）均劣于挽
救性前列腺切除术（61% 和 95%）。

d.尽管放疗后局部复发不宜再行外照射放疗，对某些符合
条件的患者（局限性 PC，组织学证实局部复发的），高剂
量率（HDR）或低剂量率（LDR）近距离放疗仍不失为一
种有效治疗手段，其毒性反应也在可接受范围内。但目前
发表的研究相对较少，只应在有经验的中心进行。其 5 年
生化控制率为 51%。

e.目前高强度聚焦超声治疗的大部分研究数据都来自同一
中心。中位随访时间尚短，结局评价也不标准化。重要并
发症的发生率与其他挽救性治疗大致相同。

f.详见第五章 转移性 PC 的诊疗。

— 第五章 —

转移性 PC 的诊疗

第一节 转移性激素敏感性 PC 的诊疗

1 晚期 PC 的检查及评估

表 5-1 晚期 PC 的检查及评估

	基本原则
一般状况评估	1.既往史 2.家族史[a] 3.PSA检查[b] 4.血液学评估 5.评估主要脏器功能（肝、肾、心脏）[c] 6.直肠指检
确诊检查	1.前列腺穿刺[d] 2.转移灶病理活检[d] 3.骨扫描[e] 4.MRI、CT[f] 5.腹部超声 6.PET/CT[g]

注：a.以下情况提示有较强家族遗传倾向：兄弟、父亲或多名有血缘关系的家族成员在 60 岁前被诊断为 PC。已知的家族遗传性 DNA 修复基因异常，特别是 BRCA2 突变或 lynch 综合征。超过一个亲属有乳腺癌、卵巢癌、胰腺癌（提示 BRCA2 突变），或结直肠癌、子宫内膜癌、胃癌、卵巢癌、胰腺癌、小肠肿瘤、尿路上皮癌、肾癌或胆管癌（lynch 综

合征）。无论是否存在家族史，均建议行基因检测以明确是否存在以上或者其他类型基因突变以指导遗传咨询和治疗。

b.PSA每3个月复查一次以及时确认疾病状态，调整治疗方案。根据SWOG 9346研究，内分泌治疗7个月后PSA水平可将患者区分为3个不同预后组：①PSA<0.2 ng/mL：中位生存时间75个月；②PSA 0.2<4 ng/mL：中为生存时间44个月；③PSA>4 ng/mL：中为生存时间13个月1。

c.预期进行化疗或阿比特龙治疗的患者，高龄患者，有高血压、心脑血管疾病等病史的患者均应在全身治疗前进行心功能、肝肾功能等重要脏器的功能评估。

d.病理确诊对后续治疗非常重要，前列腺腺泡腺癌最为常见，其他类型的前列腺肿瘤还包括肉瘤、鳞癌、小细胞癌、尿路上皮癌基底细胞癌等，不同病理类型的前列腺恶性肿瘤的治疗方式迥异。在发生CRPC后若怀疑神经内分泌分化，还可对复发转移灶活检或原发灶二次活检以帮助确诊。

e.骨扫描对评估骨转移程度、全身治疗疗效非常有帮助。注意：全身治疗后的骨扫描若发现新发病灶但PSA下降或软组织病灶缓解者，应于8~12周后复查骨扫描以排除闪烁现象或成骨愈合反应。骨扫描"闪烁"现象比较常见，特别是初次使用LHRH类似物或更换新型内分泌药物（例如恩杂鲁胺或者阿比特龙）。

f.CT/MRI可提供解剖学的高分辨率影像结果，对于评估内脏转移、软组织转移、转移灶生物学活性有相当优势。

g.^{18}F-NaF PET/CT的敏感性优于骨扫描，特异性较骨扫描略低。然而相较胆碱PET/CT，^{18}F-NaF PET/CT对于淋巴结及内脏转移的诊断能力不足。PSA仍处于低值时PSMA PET/CT对于PC复发有理想诊断能力，可辅助评估疗效，然而目前并不推荐PSMA PET/CT用于PC初诊时分期。

2 转移性激素敏感性 PC 的治疗选择

表 5-2　转移性激素敏感性 PC 的治疗选择

	I 类推荐	II 类推荐	III 类推荐
定义：发现转移时尚未行内分泌治疗的晚期 PC	药物去势（LHRH 激动剂[a]）或药物去势（LHRH 拮抗剂[b]）± 比卡鲁胺	加用一代抗雄药物比卡鲁胺[c]	加用一代抗雄激素药物氟他胺[c]
	去势+阿比特龙+强的松[d]	原发灶手术切除或者近距离放疗[e]	间歇性药物去势[f]
	去势+多西他赛+/-强的松[g]		转移灶局部治疗[h]
	去势+恩扎卢胺[i]+强的松		手术去势（双侧睾丸切除）
	去势+阿帕他胺[j]+强的松		

注：a.如果患者存在承重骨骨转移，应在首次应用 LHRH 激动剂前使用一代抗雄激素药物≥7 天，以避免或降低睾酮"闪烁"效应。常用 LHRH 激动剂包括：戈舍瑞林，亮丙瑞林，曲普瑞林。

b.LHRH 拮抗剂：地加瑞克。

c.一代抗雄激素药物：比卡鲁胺，氟他胺。纳入 1286 名最大随机对照临床研究发现，单纯手术去势或手术去势联合氟他胺无明显生存差异。但后续回顾性分析及小型随机对照临床研究提示，在去势基础上整合一代抗雄激素药物仍可带来较小生存获益（<5%）。因此在可能增加副作用与临床获益之间需个体化评估后决定。在一项针对进展期 PC 随机对照双盲临床试验中，比卡鲁胺相较氟他胺有更长的开始治疗至治疗失效时间，因此有更高推荐级。

注意事项：避免给 M1 期病人仅提供抗雄激素单药治疗。

d.STAMPEDE 和 LATITUDE 两项大型随机对照临床研究提示阿比特龙整合强的松治疗转移性激素敏感性 PC 可有效延

长总体生存时间。

具体方案：阿比特龙1000mg qd+强的松5mg qd。持续服用直至疾病进展。

临床研究简析：LATITUDE研究入组1199例具有高危因素的转移性PC患者，研究中阿比特龙组3年的OS比对照组上升了38%。

STAMPEDE研究入组1917例高危局部晚期或远处转移性或淋巴结转移的PC患者。阿比特龙组3年的OS比对照组上升37%。值得一提的是，STAMPEDE研究对其中的M1期和M0期病人进行了亚组分析，发现M1期有生存获益，而M0期生存获益并不明显。

e.部分队列研究及回顾性研究提示，初诊转移性PC可能从原发灶手术或近距离放疗中获益，国内研究也证实寡转移PC根治性手术的有效性与安全性。然而，目前建议仍以临床试验的形式开展此类临床诊疗。

f.在无症状的M1期，只给具有较高意愿并在诱导期后有较好PSA反应的病人提供间歇性治疗。给药阶段一般不超过9个月，以避免睾酮无法恢复的情况。在6~7个月治疗后如PSA水平<4ng/mL就停止治疗。当PSA水平达>10~20ng/mL（或者回到初始水平<20ng/mL）时恢复治疗。

g.多个随机对照临床研究均提示多西他赛整合ADT应被视为高瘤负荷激素敏感性转移性PC的标准治疗方法（高瘤负荷的定义：出现≥4个骨转移灶（其中≥1个骨转移位于盆腔或脊柱以外）或出现内脏转移）。

具体方案：多西他赛用75mg/m^2（3周1次）+地塞米松8mg（化疗前12小时，3小时，1小时各一次）±强的松5mg bid。持续使用6个周期。如结束时疾病退缩即停药。如疾病进展，则调整治疗方案按照mCRPC治疗。联合化疗的毒副作用主要是血液学的，12%~15%出现3~4级粒缺，6%~12%出现3~4级粒缺后发热，使用粒细胞集落刺激因子受体（G-CSF）能够降低发热性粒细胞减少症。糖皮质激素也可引起心血管并发症。在治疗过程中这两种并发症均需积极随访观察以及时处理。

临床研究简析：CHAARTED研究共入组790例激素敏感性转移性PC，多西他赛治疗组比对照组获得了13个月的生存获益，生存率提升39%。其中高转移负荷PC患者（≥4处骨转移，包括一处中轴骨以外的转移或者内脏转移）联用多西他赛组获得了17个月的生存获益。（本研究未联用强的松)。

STAMPEDE研究纳入了1184例高危局部晚期或远处转移性或淋巴结转移的PC患者进行分析。发现M1期患者整合多西他赛化疗有15个月的生存获益,而M0期患者联用多西他赛化疗无OS获益。(本研究联用强的松5mg bid)。

h.主要用于有临床症状转移灶的局部治疗或于临床试验中开展此类临床诊疗。

i.ARCHES和ENZAMET研究提示:新型抗雄药物恩扎卢胺整合ADT治疗mHSPC可有效延长总生存时间。在ARCHES研究中,与对照组相比,恩扎卢胺整合ADT治疗可明显改善HSPC患者的rPFS(未达到 vs.19.0个月),HR为0.39(0.3~0.5)。在ENZAMET研究中,恩扎卢胺组和对照组的3年OS分别是80%和72%(HR=0.67,P=0.002)。

j.TITAN研究显示:阿帕他胺整合ADT可有效延长mHSPC患者的rPFS[HR为0.48(0.39~0.6)]及OS。2年OS为82.4%,而对照组为73.5%(HR=0.67,P=0.005)。

第二节 非转移性去势抵抗性PC(M0CRPC)的诊疗

表5-3 M0CRPC的诊断

诊断
确认处于去势状态[a]
血清PSA进展[b]
影像学未进展[c]

注:a.血清睾酮<50 ng/mL或者1.7nmol/L。

b.PSA>2ng/mL且PSA相隔1周连续3次上升,3次大于最低值50%。

c.传统影像学检查包括CT、MRI及骨扫描未发现远处转移。如无转移证据,可用C^{11}胆碱 PET/CT或PET/MRI,或F^{18}PET/CT进一步排除软组织转移和骨转移。

表 5-4　M0CRPC 的治疗

全身系统性治疗	I 类推荐	II 类推荐
PSADT>10 个月 [a]	随访观察	其他二线内分泌治疗 [e]
PSADT≤10 个月	阿帕他胺 [b]	其他二线内分泌治疗 [e]
	达罗他胺 [c]	
	恩扎卢胺 [d]	

注：a.PSADT（PSA 倍增时间）是指血清 PSA 水平增长一倍所需时间。对于 PSADT>10 个月者，一般认为肿瘤趋于惰性，可继续 ADT 治疗一段时间。对 PSADT≤10 个月者可用 ADT 整合新型内分泌治疗药物。并非所有 PSA 复发都具临床意义，PSADT 可能更能反映疾病进展。已经证实 PSADT 是 nmCRPC 预后独立预测因子，权威指南将"PSADT≤10 个月"定义为高危转移风险。高危转移风险 nmCRPC 患者较其他 nmCRPC 患者，转移发生更快，死亡风险更高。

b.SPARTAN 研究纳入了 1207 名 PSADT≤10 个月的 M0CRPC 患者，结果显示，接受 ADT+阿帕他胺（240mg/天）治疗较安慰剂组可显著延长无转移生存期（40.5 个月 vs.16.2 个月，HR=0.28，95%CI 0.23~0.35，P<0.001）。经长达 52 个月的中位随访时间，终期分析证实其在 nmCRPC 具有显著的总生存时间获益（73.9 个月 vs.59.0 个月，HR=0.78，95%CI 0.64~0.96，P=0.016）。

c.ARAMIS 研究显示，达罗他胺 + ADT 治疗显著延长 nmCRPC 患者无转移生存期（40.4 个月 vs.18.4 个月，HR=0.41，95%CI 0.34~0.50，P<0.001）。达罗他胺组总生存期显著优于安慰剂组，降低患者死亡风险 31%（中位总生存期尚未达到，HR=0.69）。达罗他胺组 3 年 OS 为 83%，对照组为 77%。值得注意的是，有部分安慰剂组在疾病进展后交叉至达罗他胺组（约 170 人）。

d.PROSPER 研究显示，恩扎卢胺+ADT 治疗较安慰剂组显著延长无转移生存期（36.6 个月 vs.14.7 个月），恩扎卢胺+ADT 将转移或死亡风险显著降低了 71%。恩扎卢胺+ADT 治疗较安慰剂组显著延长了中位生存时间（67.0 个月 vs.56.3 个月，HR=0.73，95%CI 0.61~0.89，P<0.001）。此外，包括疼痛进展时间、首次抗癌治疗时间、PSA 发展时间以及生活质量评估等都显示恩扎卢胺对 nmCRPC 的治疗优势。

e.其他二线内分泌治疗是指一代抗雄药物（比卡鲁胺、氟他胺）、酮康唑、尼鲁米特、糖皮质激素等。

第三节　转移性去势抵抗性 PC 的诊疗

表5-5　转移性去势抵抗性 PC 的诊断

诊断
确认处于去势状态[a]
血清PSA进展[b]
影像学进展[c]

注：a.血清睾酮<50 ng/mL 或者 1.7nmol/L。

　　b.PSA>2ng/mL 且 PSA 相隔1周连续3次上升，3次大于最低值50%。

　　c.出现明确的新发病灶；骨扫描提示≥2处新发骨病灶；CT或 MR 提示软组织病灶进展（RECIST）

表5-6　转移性去势抵抗性 PC 的治疗原则

治疗原则
多学科整合诊治（MDT to HIM）转移性去势抵抗性PC[a]
根据患者体力状态、症状、疾病严重程度、患者意愿选择药物治疗方案，同时考虑既往药物对激素敏感性转移性PC的治疗效果
持续维持去势治疗
在系统性治疗的基础上考虑支持治疗[b]
定期进行疾病监测及疗效评估[c]
基因检测[d]

注：a.多学科整合诊治团队需要包括泌尿外科、肿瘤内科、放射治疗科、影像诊断科、病理科、核医学科医生。

　　b.转移性去势抵抗 PC 发生时患者往往已高龄或者身体较虚

弱，支持治疗包括疼痛管理，营养支持，中医药调理，心理安慰以及骨相关事件预防。

c.基线检查应包括病史、体检和辅助检查（PSA、睾酮、血常规、肝肾功能、ALP、骨扫描、胸腹及盆腔CT等），即使患者无临床症状也要每2~3个月行血液检查，至少每6个月行骨扫描和CT检查。疗效评估需要整合PSA、影像学检查结果和临床症状，出现至少两项进展才考虑停止当前治疗。

d.基因检测包括肿瘤细胞dMMR MSI-H和胚系或体系同源重组基因（BRCA1、BRCA2、ATM、PALB2、FANCA等）突变的检测。前者阳性则提示Lynch综合征可能，PD-1抑制剂（如Pembrolizumab）可能成为后期治疗的可选方案之一。后者阳性提示可能从铂类化疗药物或PARP抑制剂获益，可以参加相关的临床研究。

表5-7　转移性去势抵抗性PC的治疗

全身系统性治疗	I类推荐	II类推荐	III类推荐
一线治疗	阿比特龙[a]	Sipuleucel-T[f]	临床研究
一线治疗	多西他赛[b]		其他二线内分泌治疗药物
	恩扎卢胺[c]		
	镭-223[d]		
二线治疗（一线阿比特龙/恩扎卢胺治疗失败）	多西他赛	卡巴他赛[g]	帕博利珠单抗[h]
	镭-233	Sipuleucel-T	其他二线内分泌治疗药物
	奥拉帕利[e]	恩扎卢胺/阿比特龙±地塞米松	
二线治疗（一线多西他赛治疗失败）	阿比特龙	卡巴他赛±卡铂	帕博利珠单抗
	恩扎卢胺		其他二线内分泌治疗药物
	镭-233		

注：a.阿比特龙：COU-AA-302 III期临床试验结果一线使用阿比特龙对比安慰剂。总生存期（34.7对30.3个月，HR：

0.81，P=0.0033 中位随访时间 49.2 月）和影像学无进展期（16.5 对 8.2 个月，HR：0.52，P<0.001 中位随访时间 22.2 月）均显著延长。阿比特龙在>75 岁的病人同样有效且耐受性好。不仅一线治疗，Ⅲ期研究 CUU-AA-301 提示多西他赛治疗失败后，阿比特龙对比安慰剂，生存时间显著延长（15.8 对 11.2 个月，HR：0.74，P<0.001 中位随访时间 20.2 月）。具体给药方案：阿比特龙 1000mg qd+强的松 5mg bid，阿比特龙需要空腹给药。阿比特龙治疗需要注意水肿、高血压和低钾血症等不良反应。

b.多西他赛联合强的松对比米托蒽醌联合强的松能显著提高中位生存期 2~2.9 个月。标准一线化疗是多西他赛 75mg/m^2 每三周合并强的松 5mg bid，化疗前地塞米松预处理（8mg 化疗前 12 小时，3 小时，1 小时各 1 次）。一般多西他赛在此阶段疗程为大于等于 8 周期。副作用主要为骨髓抑制，约 12%~15% 出现 3~4 级粒缺，6%~12% 的患者出现 3~4 级粒缺后发热，预防性使用粒细胞集落刺激因子受体（G-CSF）能降低发热性粒细胞减少症。其他副反应有神经毒性，恶心呕吐等胃肠道反应，皮肤瘙痒伴红疹，指甲色素沉着等。国内一项多中心、单臂、前瞻性、观察性研究纳入 403 例 mCRPC 接受多西他赛+泼尼松治疗。在总研究人群中，接受多西他赛治疗中位总生存时间为 22.4 个月（95%CI 20.4~25.8），PSA 反应率为 70.9%。

c.恩杂鲁胺：Ⅲ期临床试验（PREVAIL）提示一线治疗去势抵抗转移性 PC 恩杂鲁胺和安慰剂对比，总生存时间显著延长，且亚组分析提示恩杂鲁胺在>75 岁病人中同样有效，但对肝转移者无临床获益。AFFIRM 研究提示多西他赛化疗失败后二线使用恩杂鲁胺仍有生存获益。恩杂鲁胺推荐剂量为每天 160mg。常见不良反应有乏力，腹泻，潮热，头痛和癫痫（发生率为 0.9%）。

d.镭-223 是对骨转移的特异性药物，不但能显著改善生存质量且有生存受益。Ⅲ期临床试验（ALSYMPCA）提示镭-233 可提高中位总体生存为 3.6 个月。镭-223 主要不良反应为血液学毒性，但 3-4 级毒性并不常见。初用前需要中性粒细胞≥1.5×10^9/L，血小板≥100×10^9/L，血红蛋白≥10g/dL。非血液学不良反应比较轻，常见恶心，呕吐，腹泻。镭-223 常在核医学科使用，每月注射 1 次，持续 6 个月。

e.一项评估奥拉帕利对比恩扎鲁胺或醋酸阿比特龙在既往使用新型激素类药物治疗失败且携带同源重组修复基因突变

（HRRm）的 mCRPC 中疗效和安全性的随机、开放、Ⅲ期研究（PROfound）显示，在携带 BRCA1/2 和 ATM 基因突变（队列 A）的患者中，奥拉帕利显著降低影像学进展和死亡风险 66%，中位影像学无进展生存期（rPFS）为 7.4 个月，优于恩扎卢胺或醋酸阿比特龙组的 3.6 个月；携带 HRR 相关基因突变（队列 A+B）的总人群中，奥拉帕利显著降低影像学进展和死亡风险 51%，中位 rPFS 为 5.82 个月，优于恩扎卢胺或醋酸阿比特龙组的 3.52 个月。同时，奥拉帕利显著延长携带 BRCA1/2 和 ATM 基因突变（队列 A）患者总生存 19.1 个月，对比新型内分泌治疗药物仅 14.7 个月。

f.Sipuleucel-T Ⅲ期临床研究表明，无症状或轻症状的去势抵抗转移性 PC 患者有生存获益。Sipuleucel-T 耐受性好，常见副反应有头痛，发热，寒战等流感样症状。

g.卡巴他赛对多西他赛耐药的肿瘤有抗瘤活性，故推荐为多西他赛失败后的二线用药。PROSELICA 研究证实，在多西他赛治疗后接受卡巴他赛化疗的患者，后者剂量 20mg/m² 不劣于 25mg/m²，且耐受性更好。因此目前推荐剂量为 20mg/m²，每 3 周 1 次，同多西他赛化疗一样需要整合激素治疗。卡巴他赛毒副反应最显著的为血液学毒性，但神经毒性比多西他赛轻，要由有经验的肿瘤内科医生处理。

h.帕博利珠单抗：一项针对 149 名癌症患者的治疗，涉及 5 项临床试验的治疗方案纳入了 MSI-H 或 MMR 缺陷（dMMR）的实体瘤患者，其中 2 名患者为 mCRPC，1 例达到了部分缓解，1 例疾病稳定超过 9 个月。

第四节　骨相关事件的预防

表 5-8　预防骨相关事件

预防骨相关事件
药物治疗
骨改良药物：双膦酸盐[a]或地诺单抗[b]，同时补充钙，维生素 D
放射治疗[c]
手术治疗[d]

注：a.双膦酸盐：唑来磷酸可显著减少骨骼相关事件，特别是病理性骨折。但无临床研究发现生存获益。下颌骨坏死是较严重的不良事件，治疗前应进行牙科检查。外伤、牙科手术或牙齿感染史都会增加颌骨坏死风险。推荐剂量为每次4mg，每3~4周注射1次。不推荐在肾功受损者使用（肌酐清除率<30mL/min）。

b.地诺单抗是一种针对核因子受体激活剂κB配体的人源化单抗。Ⅲ期临床试验对比地诺单抗和唑来磷酸在治疗转移性去势抵抗PC的有效性和安全性。地诺单抗在延缓和阻止骨骼相关并发症的发生优于唑来磷酸，用法为60mg皮下注射，每4周1次。地诺单抗容易发生低钙血症，需同时补充钙和维生素D。

c.骨转移常引起椎体塌陷、病理骨折和脊髓压迫。外放疗可显著减轻骨痛症状。

d.脊髓压迫是一种紧急情况，一旦怀疑脊髓压迫，必须尽快给予大剂量激素治疗，并完善检查尽早手术介入。

第六章

PC 的中医药诊疗

第一节　PC 的中医诊断

表 6-1　PC 的中医诊断

中医诊断
疾病诊断[a]
证候诊断[b]

注：a.疾病诊断。

前列腺癌是外邪、内伤、饮食、脏腑功能失调等多种因素综合作用导致机体阴阳失调，正气亏虚，气血阻于经络而引起局部气滞、血瘀、痰凝、湿聚、热毒等互结而成。脾肾亏虚为本，湿热下注、痰瘀闭阻等因素加速了疾病的进展。

b.证候诊断。

（1）局部、全身治疗前。

1）肝气郁结证：胸闷不舒，胁痛，腹胀，不欲饮食，或气上逆于咽喉，四肢倦怠，舌淡红，苔白厚，脉弦。

2）气郁化火证：胸闷不舒，胁痛，腹胀，不欲饮食，并有面红目赤、心胸烦热、小便赤涩灼痛，舌红，苔黄，脉弦。

3）心神失养证：精神恍惚，心神不宁，多疑易惊，悲忧善哭，喜怒无常，或时时欠伸，舌淡，苔薄，脉弦。

4）心脾两虚证：心悸怔忡，失眠多梦，眩晕健忘，面色萎黄，食欲不振，腹胀便溏，神倦乏力，舌质淡嫩，或有齿痕，苔薄，脉细弱。

5）心肾阴虚证：心痛憋闷，心悸盗汗，虚烦不寐，腰膝酸软，头晕耳鸣，尿频尿急，夜尿频，口干便秘，舌红少津，苔薄或剥，脉细数或促代。

（2）局部、全身治疗后。

1）瘀热伤津证：术口疼痛，发热无恶寒，口干，舌暗红，苔少，脉弦细。

2）脾虚气滞证：乏力，气少，腹胀，纳差，大便未解，舌淡红，苔厚或黄腻，脉弦细。

3）肾虚湿热证：尿痛滴沥、甚至失禁，舌淡红，苔黄，脉沉细。

4）气血两亏证：疲乏，体虚气弱，舌淡，苔薄或少，脉细。

第二节　PC 的中医药治疗

表 6-2　PC 的中医药治疗

中医治疗
局部治疗或全身治疗前[a]
局部治疗或全身治疗后[b]

注：a. 局部、全身治疗前。

（1）肝气郁结证。

治法：疏肝解郁，理气畅中。

①推荐方药：柴胡疏肝散加减。陈皮、柴胡、川芎、香附、枳壳、芍药、甘草等。或具有同类功效的中成药（包括中药注射剂）。

②中医泡洗技术：选用理气、活血中药，煎煮后，洗按足部，每日1次，每次15～30min，水温宜在37～40℃，浸泡几分钟后，再逐渐加水至踝关节以上，水温不宜过高，以免烫伤皮肤。

（2）气郁化火证。

治法：疏肝解郁，清肝泻火。

①推荐方药：丹栀逍遥丸加减。牡丹皮、栀子（炒焦）、柴胡（酒制）、白芍（酒炒）、当归、白术（土炒）、茯苓、薄荷、炙甘草等。或具有同类功效的中成药（包括中药注射剂）。

②中医泡洗技术：选用理气、清热中药，煎煮后，洗

按足部，每日1次，每次15~30min，水温宜在37~40℃，浸泡几分钟后，再逐渐加水至踝关节以上，水温不宜过高，以免烫伤皮肤。

（3）心神失养证。

治法：甘润缓急，养心安神。

①推荐方药：甘麦大枣汤加减。甘草、小麦、大枣等。或具有同类功效的中成药（包括中药注射剂）。

②中医泡洗技术：选用养心、安神中药，煎煮后，洗按足部，每日1次，每次15~30min，水温宜在37~40℃，浸泡几分钟后，再逐渐加水至踝关节以上，水温不宜过高，以免烫伤皮肤。

（4）心脾两虚证。

治法：健脾养心，补益气血。

①推荐方药：归脾汤加减。白术、人参、黄芪、当归、甘草、茯苓、远志、酸枣仁、木香、龙眼肉、生姜、大枣等。或具有同类功效的中成药（包括中药注射剂）。

②中医泡洗技术：选用健脾、养心、补气中药，煎煮后，洗按足部，每日1次，每次15~30min，水温宜在37~40℃，浸泡几分钟后，再逐渐加水至踝关节以上，水温不宜过高，以免烫伤皮肤。

（5）心肾阴虚证。

治法：滋养心肾。

①推荐方药：天王补心丹加减。人参、茯苓、玄参、丹参、桔梗、远志、当归、五味、麦门冬、天门冬、柏子仁、酸枣仁、生地黄等。或具有同类功效的中成药（包括中药注射剂）。

②中医泡洗技术：选用养心、补肾中药，煎煮后，洗按足部，每日1次，每次15~30min，水温宜在37~40℃，浸泡几分钟后，再逐渐加水至踝关节以上，水温不宜过高，以免烫伤皮肤。

b.局部、全身治疗后。

（1）瘀热伤津证。

治法：祛瘀清热生津。

推荐方药：用五味消毒饮合益胃汤加减。金银花、野菊花、蒲公英、北沙参、玉竹、生地、麦冬、甘草、砂仁、陈皮等，或具有同类功效的中成药（包括中药注射剂）。

（2）脾虚气滞。

治法：益气健脾行气通腑。

推荐方药：四磨汤加减；乌药、人参、沉香、槟榔等，或具有同类功效的中成药（包括中药注射剂）。

（3）肾虚湿热。

治法：益肾通淋、温清并用。

推荐方药：滋肾通关丸合二妙散加减。黄柏、知母、肉桂、苍术等。或具有同类功效的中成药（包括中药注射剂）。

（4）气血两亏。

治法：补益气血。

推荐方药：八珍汤加减。人参、白术、白茯苓、当归、川芎、白芍药、熟地黄、甘草等。或具有同类功效的中成药（包括中药注射剂）。

第三节　PC 的其他中医特色疗法

中医药有助于促进 PC 术后机体功能恢复，减少内分泌治疗以及化疗的不良反应，提高自身免疫力，改善生活质量，可单独应用或与其他抗瘤药联用。中医药治疗的辩证原则与西医的"个体化治疗"原则具有异曲同工之妙，可对个体提供针对性疗法。在 PC 的术后功能恢复方面，中医有独到之处，已有多篇文献证实中医针灸可有效改善性功能及控尿功能恢复。

（1）针灸疗法：①灸法：选取气海、关元等穴位随症加减，可使用艾灸箱，每次 20min，日两次。②药物穴位贴敷：药物如坎离砂、四子散、吴茱萸等，选取神阙、肾俞、腰阳关、足三里、涌泉等穴位，取药贴于相应穴位，4~6h 取下即可。③针灸治疗：选取三阴交、足三里、关元俞、委中、膀胱俞、中极、承山、阴陵泉、关元等穴位，每周2次，3个月1疗程。

（2）饮食调理：适宜清淡饮食，忌食辛辣、酗酒、咖啡、浓茶之类；可适当吃些抗癌水果：草莓、橙子、苹果、哈密瓜、奇异果、柠檬、葡萄、菠萝、猕猴桃；多吃十字花科蔬菜，如豌豆、萝卜、胡萝卜、西蓝花和花椰菜等；少食肉类奶制品，如牛肉、狗肉、羊肉等红肉类；多补充维生素E，也可以多吃坚果类、橄榄油、豆油、玉米油、芝麻油等。

（3）情志调理：①重视情志护理，避免情志刺激。②加强疾病常识宣教，正确认识疾病，学会心理的自我调节，避免焦虑、紧张、抑郁、恐惧等不良情绪，保持心情舒畅。

第七章

PC 的康复治疗

表 7-1　PC 的康复治疗

康复治疗
1.心理治疗[a]
2.癌痛治疗[b]
3.躯体功能康复[c]

注：a.心理治疗：①确诊前后：分析纠正患者对恶性肿瘤不正确认识，使其能正确认识和对待疾病，迅速通过心理休克期、冲突期，进入适应期。同时动员患者家属和同事，配合医务人员消除患者顾虑，解决实际困难，达到心理康复。②治疗前后：治疗癌症前使患者了解治疗的目的、方法，以及可能出现的副作用、功能障碍、残疾及其处理、康复治疗方法，使患者在治疗后能很快适应和正确对待。对有严重功能障碍和复发者更应加强心理康复，使其尽快通过再次的心理休克期、冲突期。必要时请同类病情的病友来现身说法，可能会有现实的引导作用。③终末期：对能正确对待疾病的晚期患者要给予最大的帮助和支持，尽可能完全满足其最后心愿。对悲观绝望患者要安静舒适的环境，给予细致周到的护理及充分的关怀和慰藉，也可配合采用放松技术和必要药物。对有剧烈癌痛者给予镇痛和精神支持，减轻身心痛苦，直到临终。

b.癌痛治疗：①药物疗法：药物疗法是最常用的镇痛措施。应遵循 WHO 推荐的癌症三级止痛阶梯疗法指导原则。轻至中度疼痛：应用非阿片类镇痛剂，可先用阿司匹林、对乙酰氨基酚等解热镇痛药，效果不明显改用布洛芬、吲哚美辛等非甾体抗炎药。中至较重疼痛：应用弱阿片类镇痛剂，如可待因、芬太尼等。严重疼痛：应用强阿片类镇痛药，如吗啡、哌替啶、美沙酮等。在上述各阶梯给药时适当辅以非甾体抗炎药、三环类抗抑郁药、抗组胺药、抗痉挛剂、肌肉松弛剂及破坏神经的药物和激素类药物，联合用药可增强镇痛效果，降低麻醉性镇痛剂的级别，减少用药剂量。②放疗：有较好的缓解效果，可在数日内缓解疼痛，同时还有控制癌症的作用。针对转移灶不多，疼痛部位明确的，可以咨询放疗科医生制定放疗相关计划。③中医疗法：针刺远离的相关腧穴有一定镇痛效果，但禁止在肿瘤局部针刺。④注射治疗：可应用末梢神经阻滞、神经根阻滞、交感神经阻滞、蛛网膜下腔阻滞、硬膜外腔阻滞等方法。阻滞剂可选用局部麻醉剂、6%苯酚（石碳酸）、10%苯酚甘油、无水酒精等，也可进行脊神经后根冷冻或射频凝固。⑤手术治疗：对于顽固的严重疼痛可行神经松解术、神经切断术等。

c.躯体功能康复：①控尿功能康复：主要采用保守疗法，如盆底肌肉训练、电刺激、针灸治疗、体外磁神经支配、阴茎夹夹闭阴茎。盆底肌肉训练即提肛锻炼，在收缩肛门周围肌肉同时会主动带动尿道外括约肌的收缩，进而帮助主动控尿。一般建议盆底肌肉训练每日坚持，200~500次不等，直至控尿功能逐步恢复正常。②性功能康复：PC根治术后的勃起功能障碍为最常见的性功能障碍，对于有性功能要求的患者可以在行根治术时选择保留神经的手术技术，另一方面在术后，可予一定药物以治疗勃起功能障碍，例如PDE5抑制剂，如西地那非、伐地那非、他达拉非等。还可借助器械如阴茎康复仪，阴茎假体植入等。

参考文献

[1] HEIDENREICH A, BASTIAN P J, BELLMUNT J, et al. EAU guidelines on prostate cancer. part 1: screening, diagnosis, and local treatment with curative intent-update 2013 [J]. European urology, 2014, 65 (1): 124-137.

[2] SIDDIQUI M M, RAIS-BAHRAMI S, TURKBEY B, et al. Comparison of MR/ultrasound fusion-guided biopsy with ultrasound-guided biopsy for the diagnosis of prostate cancer [J]. Jama, 2015, 313 (4): 390-397.

[3] AHMED H U, EL-SHATER BOSAILY A, BROWN L C, et al. Diagnostic accuracy of multi-parametric MRI and TRUS biopsy in prostate cancer (PROMIS): a paired validating confirmatory study [J]. Lancet (London, England), 2017, 389 (10071): 815-822.

[4] VALERIO M, DONALDSON I, EMBERTON M, et al. Detection of Clinically Significant Prostate Cancer Using Magnetic Resonance Imaging-Ultrasound Fusion Targeted Biopsy: A Systematic Review [J]. European urology, 2015, 68 (1): 8-19.

[5] BUYYOUNOUSKI M K, CHOYKE P L, MCKENNEY J K, et al. Prostate cancer - major changes in the American Joint Committee on Cancer eighth edition cancer staging manual [J]. CA Cancer J Clin, 2017, 67 (3): 245-253.

[6] PANER G P, STADLER W M, HANSEL D E, et al. Updates in the Eighth Edition of the Tumor-Node-Metastasis Staging Classification for Urologic Cancers [J]. European urology, 2018, 73 (4): 560-569.

[7] YU G P, NA R, YE D W, et al. Performance of the Prostate Health Index in predicting prostate biopsy outcomes among men with a negative digital rectal examination and transrectal ultraso-

nography [J]. Asian journal of andrology, 2016, 18（4）: 633-638.

[8] ZHU Y, HAN C T, ZHANG G M, et al. Development and external validation of a prostate health index-based nomogram for predicting prostate cancer [J]. Scientific reports, 2015, 5: 15341.

[9] HAMDY F C, DONOVAN J L, LANE J A, et al. 10-Year Outcomes after Monitoring, Surgery, or Radiotherapy for Localized Prostate Cancer [J]. The New England journal of medicine, 2016, 375（15）: 1415-1424.

[10] THOMSEN F B, BRASSO K, KLOTZ L H, et al. Active surveillance for clinically localized prostate cancer--a systematic review [J]. Journal of surgical oncology, 2014, 109（8）: 830-835.

[11] KLOTZ L, VESPRINI D, SETHUKAVALAN P, et al. Long-term follow-up of a large active surveillance cohort of patients with prostate cancer [J]. J Clin Oncol, 2015, 33（3）: 272-277.

[12] SANDBLOM G, DUFMATS M, VARENHORST E. Long-term survival in a Swedish population-based cohort of men with prostate cancer [J]. Urology, 2000, 56（3）: 442-447.

[13] WILT T J, JONES K M, BARRY M J, et al. Follow-up of Prostatectomy versus Observation for Early Prostate Cancer [J]. The New England journal of medicine, 2017, 377（2）: 132-142.

[14] STUDER U E, COLLETTE L, WHELAN P, et al. Using PSA to guide timing of androgen deprivation in patients with T0-4 N0-2 M0 prostate cancer not suitable for local curative treatment（EORTC 30891）[J]. European urology, 2008, 53（5）: 941-949.

[15] KUPELIAN P A, CIEZKI J, REDDY C A, et al. Effect of

increasing radiation doses on local and distant failures in patients with localized prostate cancer [J]. Int J Radiat Oncol Biol Phys, 2008, 71 (1): 16-22.

[16] JONES C U, HUNT D, MCGOWAN D G, et al. Radiotherapy and short-term androgen deprivation for localized prostate cancer [J]. The New England journal of medicine, 2011, 365 (2): 107-118.

[17] JOHANSSON E, BILL-AXELSON A, HOLMBERG L, et al. Time, symptom burden, androgen deprivation, and self-assessed quality of life after radical prostatectomy or watchful waiting: the Randomized Scandinavian Prostate Cancer Group Study Number 4 (SPCG-4) clinical trial [J]. European urology, 2009, 55 (2): 422-430.

[18] DALELA D, KARABON P, SAMMON J, et al. Generalizability of the Prostate Cancer Intervention Versus Observation Trial (PIVOT) Results to Contemporary North American Men with Prostate Cancer [J]. European urology, 2017, 71 (4): 511-514.

[19] SPRATT D E, DAI D L Y, DEN R B, et al. Performance of a Prostate Cancer Genomic Classifier in Predicting Metastasis in Men with Prostate-specific Antigen Persistence Postprostatectomy [J]. European urology, 2018, 74 (1): 107-114.

[20] POUND C R, PARTIN A W, EISENBERGER M A, et al. Natural history of progression after PSA elevation following radical prostatectomy [J]. Jama, 1999, 281 (17): 1591-1597.

[21] FIZAZI K, FAIVRE L, LESAUNIER F, et al. Androgen deprivation therapy plus docetaxel and estramustine versus androgen deprivation therapy alone for high-risk localised prostate cancer (GETUG 12): a phase 3 randomised controlled trial [J]. The Lancet Oncology, 2015, 16 (7): 787-794.

[22] BRIGANTI A, KARNES R J, DA POZZO L F, et al. Combi-

nation of adjuvant hormonal and radiation therapy significantly prolongs survival of patients with pT2-4 pN+ prostate cancer: results of a matched analysis [J]. European urology, 2011, 59 (5): 832-840.

[23] ABDOLLAH F, KARNES R J, SUARDI N, et al. Impact of adjuvant radiotherapy on survival of patients with node-positive prostate cancer [J]. J Clin Oncol, 2014, 32 (35): 3939-3947.

[24] TOUIJER K A, MAZZOLA C R, SJOBERG D D, et al. Long-term outcomes of patients with lymph node metastasis treated with radical prostatectomy without adjuvant androgen-deprivation therapy [J]. European urology, 2014, 65 (1): 20-25.

[25] FOSSATI N, WILLEMSE P M, VAN DEN BROECK T, et al. The Benefits and Harms of Different Extents of Lymph Node Dissection During Radical Prostatectomy for Prostate Cancer: A Systematic Review [J]. European urology, 2017, 72 (1): 84-109.

[26] JOSLYN S A, KONETY B R. Impact of extent of lymphadenectomy on survival after radical prostatectomy for prostate cancer [J]. Urology, 2006, 68 (1): 121-125.

[27] CHADE D C, EASTHAM J, GRAEFEN M, et al. Cancer control and functional outcomes of salvage radical prostatectomy for radiation-recurrent prostate cancer: a systematic review of the literature [J]. European urology, 2012, 61 (5): 961-971.

[28] PIERORAZIO P M, ROSS A E, LIN B M, et al. Preoperative characteristics of high-Gleason disease predictive of favourable pathological and clinical outcomes at radical prostatectomy [J]. BJU international, 2012, 110 (8): 1122-1128.

[29] MARTíNEZ-MONGE R, MORENO M, CIéRVIDE R, et al. External-beam radiation therapy and high-dose rate brachy-

therapy combined with long-term androgen deprivation therapy in high and very high prostate cancer: preliminary data on clinical outcome [J]. Int J Radiat Oncol Biol Phys, 2012, 82 (3): e469-476.

[30] BITTNER N, MERRICK G S, BUTLER W M, et al. Long-term outcome for very high-risk prostate cancer treated primarily with a triple modality approach to include permanent interstitial brachytherapy [J]. Brachytherapy, 2012, 11 (4): 250-255.

[31] ENNIS R D, HU L, RYEMON S N, et al. Brachytherapy-Based Radiotherapy and Radical Prostatectomy Are Associated With Similar Survival in High-Risk Localized Prostate Cancer [J]. J Clin Oncol, 2018, 36 (12): 1192-1198.

[32] KISHAN A U, COOK R R, CIEZKI J P, et al. Radical Prostatectomy, External Beam Radiotherapy, or External Beam Radiotherapy With Brachytherapy Boost and Disease Progression and Mortality in Patients With Gleason Score 9-10 Prostate Cancer [J]. Jama, 2018, 319 (9): 896-905.

[33] MORRIS W J, TYLDESLEY S, RODDA S, et al. Androgen Suppression Combined with Elective Nodal and Dose Escalated Radiation Therapy (the ASCENDE-RT Trial): An Analysis of Survival Endpoints for a Randomized Trial Comparing a Low-Dose-Rate Brachytherapy Boost to a Dose-Escalated External Beam Boost for High- and Intermediate-risk Prostate Cancer [J]. Int J Radiat Oncol Biol Phys, 2017, 98 (2): 275-285.

[34] WIDMARK A, KLEPP O, SOLBERG A, et al. Endocrine treatment, with or without radiotherapy, in locally advanced prostate cancer (SPCG-7 / SFUO-3): an open randomised phase III trial [J]. Lancet (London, England), 2009, 373 (9660): 301-308.

[35] WARDE P, MASON M, DING K, et al. Combined andro-

gen deprivation therapy and radiation therapy for locally advanced prostate cancer: a randomised, phase 3 trial [J]. Lancet (London, England), 2011, 378 (9809): 2104-2111.

[36] PILEPICH M V, WINTER K, LAWTON C A, et al. Androgen suppression adjuvant to definitive radiotherapy in prostate carcinoma--long-term results of phase III RTOG 85-31 [J]. Int J Radiat Oncol Biol Phys, 2005, 61 (5): 1285-1290.

[37] BOLLA M, VAN TIENHOVEN G, WARDE P, et al. External irradiation with or without long-term androgen suppression for prostate cancer with high metastatic risk: 10-year results of an EORTC randomised study [J]. The Lancet Oncology, 2010, 11 (11): 1066-1073.

[38] BOLLA M, VAN POPPEL H, TOMBAL B, et al. Postoperative radiotherapy after radical prostatectomy for high-risk prostate cancer: long-term results of a randomised controlled trial (EORTC trial 22911) [J]. Lancet (London, England), 2012, 380 (9858): 2018-2027.

[39] WIEGEL T, BARTKOWIAK D, BOTTKE D, et al. Adjuvant radiotherapy versus wait-and-see after radical prostatectomy: 10-year follow-up of the ARO 96-02/AUO AP 09/95 trial [J]. European urology, 2014, 66 (2): 243-250.

[40] THOMPSON I M, TANGEN C M, PARADELO J, et al. Adjuvant radiotherapy for pathological T3N0M0 prostate cancer significantly reduces risk of metastases and improves survival: long-term followup of a randomized clinical trial [J]. The Journal of urology, 2009, 181 (3): 956-962.

[41] WONG Y N, FREEDLAND S, EGLESTON B, et al. Role of androgen deprivation therapy for node-positive prostate cancer [J]. J Clin Oncol, 2009, 27 (1): 100-105.

[42] MESSING E M, MANOLA J, SAROSDY M, et al. Immediate hormonal therapy compared with observation after radical

prostatectomy and pelvic lymphadenectomy in men with node-positive prostate cancer [J]. The New England journal of medicine, 1999, 341（24）: 1781-1788.

[43] MESSING E M, MANOLA J, YAO J, et al. Immediate versus deferred androgen deprivation treatment in patients with node-positive prostate cancer after radical prostatectomy and pelvic lymphadenectomy [J]. The Lancet Oncology, 2006, 7（6）: 472-479.

[44] JAMES N D, DE BONO J S, SPEARS M R, et al. Abiraterone for Prostate Cancer Not Previously Treated with Hormone Therapy [J]. The New England journal of medicine, 2017, 377（4）: 338-351.

[45] MASON M D, PARULEKAR W R, SYDES M R, et al. Final Report of the Intergroup Randomized Study of Combined Androgen-Deprivation Therapy Plus Radiotherapy Versus Androgen-Deprivation Therapy Alone in Locally Advanced Prostate Cancer [J]. J Clin Oncol, 2015, 33（19）: 2143-2150.

[46] FOSSÅ S D, WIKLUND F, KLEPP O, et al. Ten- and 15-yr Prostate Cancer-specific Mortality in Patients with Nonmetastatic Locally Advanced or Aggressive Intermediate Prostate Cancer, Randomized to Lifelong Endocrine Treatment Alone or Combined with Radiotherapy: Final Results of The Scandinavian Prostate Cancer Group-7 [J]. European urology, 2016, 70（4）: 684-691.

[47] STEPHENSON A J, KATTAN M W, EASTHAM J A, et al. Defining biochemical recurrence of prostate cancer after radical prostatectomy: a proposal for a standardized definition [J]. J Clin Oncol, 2006, 24（24）: 3973-3978.

[48] BOCCON-GIBOD L, DJAVAN W B, HAMMERER P, et al. Management of prostate-specific antigen relapse in prostate cancer: a European Consensus [J]. International journal of clin-

ical practice, 2004, 58（4）: 382-390.

[49] GOMEZ P, MANOHARAN M, KIM S S, et al. Radionuclide bone scintigraphy in patients with biochemical recurrence after radical prostatectomy: when is it indicated? [J]. BJU international, 2004, 94（3）: 299-302.

[50] EVANGELISTA L, ZATTONI F, GUTTILLA A, et al. Choline PET or PET/CT and biochemical relapse of prostate cancer: a systematic review and meta-analysis [J]. Clinical nuclear medicine, 2013, 38（5）: 305-314.

[51] FANTI S, MINOZZI S, CASTELLUCCI P, et al. PET/CT with（11）C-choline for evaluation of prostate cancer patients with biochemical recurrence: meta-analysis and critical review of available data [J]. European journal of nuclear medicine and molecular imaging, 2016, 43（1）: 55-69.

[52] MENA E, LINDENBERG M L, SHIH J H, et al. Clinical impact of PSMA-based（18）F-DCFBC PET/CT imaging in patients with biochemically recurrent prostate cancer after primary local therapy [J]. European journal of nuclear medicine and molecular imaging, 2018, 45（1）: 4-11.

[53] WIEGEL T, LOHM G, BOTTKE D, et al. Achieving an undetectable PSA after radiotherapy for biochemical progression after radical prostatectomy is an independent predictor of biochemical outcome--results of a retrospective study [J]. Int J Radiat Oncol Biol Phys, 2009, 73（4）: 1009-1016.

[54] STISH B J, PISANSKY T M, HARMSEN W S, et al. Improved Metastasis-Free and Survival Outcomes With Early Salvage Radiotherapy in Men With Detectable Prostate-Specific Antigen After Prostatectomy for Prostate Cancer [J]. J Clin Oncol, 2016, 34（32）: 3864-3871.

[55] SHIPLEY W U, SEIFERHELD W, LUKKA H R, et al. Radiation with or without Antiandrogen Therapy in Recurrent Pros-

tate Cancer [J]. The New England journal of medicine, 2017, 376 (5): 417-428.

[56] CARRIE C, HASBINI A, DE LAROCHE G, et al. Salvage radiotherapy with or without short-term hormone therapy for rising prostate-specific antigen concentration after radical prostatectomy (GETUG -AFU 16): a randomised, multicentre, open-label phase 3 trial [J]. The Lancet Oncology, 2016, 17 (6): 747-756.

[57] SUARDI N, GANDAGLIA G, GALLINA A, et al. Long-term outcomes of salvage lymph node dissection for clinically recurrent prostate cancer: results of a single-institution series with a minimum follow-up of 5 years [J]. European urology, 2015, 67 (2): 299-309.

[58] RIGATTI P, SUARDI N, BRIGANTI A, et al. Pelvic/retroperitoneal salvage lymph node dissection for patients treated with radical prostatectomy with biochemical recurrence and nodal recurrence detected by [11C]choline positron emission tomography/computed tomography [J]. European urology, 2011, 60 (5): 935-943.

[59] ROACH M, 3RD, HANKS G, THAMES H, JR., et al. Defining biochemical failure following radiotherapy with or without hormonal therapy in men with clinically localized prostate cancer: recommendations of the RTOG-ASTRO Phoenix Consensus Conference [J]. Int J Radiat Oncol Biol Phys, 2006, 65 (4): 965-974.

[60] BEER A J, EIBER M, SOUVATZOGLOU M, et al. Radionuclide and hybrid imaging of recurrent prostate cancer [J]. The Lancet Oncology, 2011, 12 (2): 181-191.

[61] ALONZO F, MELODELIMA C, BRATAN F, et al. Detection of locally radio-recurrent prostate cancer at multiparametric MRI: Can dynamic contrast-enhanced imaging be omitted?

[J]. Diagnostic and interventional imaging, 2016, 97（4）: 433-441.

[62] ROUVIèRE O, VITRY T, LYONNET D. Imaging of prostate cancer local recurrences: why and how? [J]. European radiology, 2010, 20（5）: 1254-1266.

[63] TREGLIA G, CERIANI L, SADEGHI R, et al. Relationship between prostate-specific antigen kinetics and detection rate of radiolabelled choline PET/CT in restaging prostate cancer patients: a meta-analysis [J]. Clinical chemistry and laboratory medicine, 2014, 52（5）: 725-733.

[64] BEHESHTI M, VALI R, WALDENBERGER P, et al. Detection of bone metastases in patients with prostate cancer by 18F fluorocholine and 18F fluoride PET-CT: a comparative study [J]. European journal of nuclear medicine and molecular imaging, 2008, 35（10）: 1766-1774.

[65] PISTERS L L, REWCASTLE J C, DONNELLY B J, et al. Salvage prostate cryoablation: initial results from the cryo online data registry [J]. The Journal of urology, 2008, 180（2）: 559-563; discussion 563-554.

[66] CHEN C P, WEINBERG V, SHINOHARA K, et al. Salvage HDR brachytherapy for recurrent prostate cancer after previous definitive radiation therapy: 5-year outcomes [J]. Int J Radiat Oncol Biol Phys, 2013, 86（2）: 324-329.

[67] GELET A, CHAPELON J Y, POISSONNIER L, et al. Local recurrence of prostate cancer after external beam radiotherapy: early experience of salvage therapy using high-intensity focused ultrasonography [J]. Urology, 2004, 63（4）: 625-629.

[68] HUSSAIN M, TANGEN C M, HIGANO C, et al. Absolute prostate-specific antigen value after androgen deprivation is a strong independent predictor of survival in new metastatic prostate cancer: data from Southwest Oncology Group Trial 9346

(INT-0162) [J]. J Clin Oncol, 2006, 24 (24): 3984-3990.

[69] EVEN-SAPIR E, METSER U, MISHANI E, et al. The detection of bone metastases in patients with high-risk prostate cancer: 99mTc-MDP Planar bone scintigraphy, single - and multi-field-of-view SPECT, 18F-fluoride PET, and 18F-fluoride PET/CT [J]. Journal of nuclear medicine: official publication, Society of Nuclear Medicine, 2006, 47 (2): 287-297.

[70] UMBEHR M H, MüNTENER M, HANY T, et al. The role of 11C-choline and 18F-fluorocholine positron emission tomography (PET) and PET/CT in prostate cancer: a systematic review and meta-analysis [J]. European urology, 2013, 64 (1): 106-117.

[71] PERERA M, PAPA N, CHRISTIDIS D, et al. Sensitivity, Specificity, and Predictors of Positive (68) Ga-Prostate-specific Membrane Antigen Positron Emission Tomography in Advanced Prostate Cancer: A Systematic Review and Meta-analysis [J]. European urology, 2016, 70 (6): 926-937.

[72] LABRIE F, DUPONT A, BELANGER A, et al. Flutamide eliminates the risk of disease flare in prostatic cancer patients treated with a luteinizing hormone-releasing hormone agonist [J]. The Journal of urology, 1987, 138 (4): 804-806.

[73] Maximum androgen blockade in advanced prostate cancer: an overview of the randomised trials. Prostate Cancer Trialists' Collaborative Group [J]. Lancet (London, England), 2000, 355 (9214): 1491-1498.

[74] SOLOWAY M S, SCHELLHAMMER P, SHARIFI R, et al. A controlled trial of Casodex (bicalutamide) vs. flutamide, each in combination with luteinising hormone-releasing hormone analogue therapy in patients with advanced prostate cancer. Casodex Combination Study Group [J]. European urology, 1996, 29 Suppl 2: 105-109.

[75] FIZAZI K, TRAN N, FEIN L, et al. Abiraterone plus Prednisone in Metastatic, Castration-Sensitive Prostate Cancer [J]. The New England journal of medicine, 2017, 377 (4): 352-360.

[76] 李高翔, 戴波, 叶定伟, 等. 寡转移性前列腺癌根治术的临床初步疗效观察及围手术期并发症分析 [J]. 中国癌症杂志, 2017, 27 (01): 20-25.

[77] ABRAHAMSSON P A. Potential benefits of intermittent androgen suppression therapy in the treatment of prostate cancer: a systematic review of the literature [J]. European urology, 2010, 57 (1): 49-59.

[78] KYRIAKOPOULOS C E, CHEN Y H, CARDUCCI M A, et al. Chemohormonal Therapy in Metastatic Hormone-Sensitive Prostate Cancer: Long-Term Survival Analysis of the Randomized Phase III E3805 CHAARTED Trial [J]. J Clin Oncol, 2018, 36 (11): 1080-1087.

[79] JAMES N D, SYDES M R, CLARKE N W, et al. Addition of docetaxel, zoledronic acid, or both to first-line long-term hormone therapy in prostate cancer (STAMPEDE): survival results from an adaptive, multiarm, multistage, platform randomised controlled trial [J]. Lancet (London, England), 2016, 387 (10024): 1163-1177.

[80] ARMSTRONG A J, SZMULEWITZ R Z, PETRYLAK D P, et al. ARCHES: A Randomized, Phase III Study of Androgen Deprivation Therapy With Enzalutamide or Placebo in Men With Metastatic Hormone-Sensitive Prostate Cancer [J]. J Clin Oncol, 2019, 37 (32): 2974-2986.

[81] DAVIS I D, MARTIN A J, STOCKLER M R, et al. Enzalutamide with Standard First-Line Therapy in Metastatic Prostate Cancer [J]. The New England journal of medicine, 2019, 381 (2): 121-131.

[82] CHI K N, AGARWAL N, BJARTELL A, et al. Apalutamide for Metastatic, Castration-Sensitive Prostate Cancer [J]. The New England journal of medicine, 2019, 381 (1): 13-24.

[83] LOWRANCE W T, MURAD M H, OH W K, et al. Castration-Resistant Prostate Cancer: AUA Guideline Amendment 2018 [J]. The Journal of urology, 2018, 200 (6): 1264-1272.

[84] SMITH M R, SAAD F, CHOWDHURY S, et al. Apalutamide Treatment and Metastasis-free Survival in Prostate Cancer [J]. The New England journal of medicine, 2018, 378 (15): 1408-1418.

[85] SMITH M R, SAAD F, CHOWDHURY S, et al. Apalutamide and Overall Survival in Prostate Cancer [J]. European urology, 2021, 79 (1): 150-158.

[86] FIZAZI K, SHORE N, TAMMELA T L, et al. Darolutamide in Nonmetastatic, Castration-Resistant Prostate Cancer [J]. The New England journal of medicine, 2019, 380 (13): 1235-1246.

[87] STERNBERG C N, FIZAZI K, SAAD F, et al. Enzalutamide and Survival in Nonmetastatic, Castration-Resistant Prostate Cancer [J]. The New England journal of medicine, 2020, 382 (23): 2197-2206.

[88] HUSSAIN M, FIZAZI K, SAAD F, et al. Enzalutamide in Men with Nonmetastatic, Castration-Resistant Prostate Cancer [J]. The New England journal of medicine, 2018, 378 (26): 2465-2474.

[89] MATEO J, CARREIRA S, SANDHU S, et al. DNA-Repair Defects and Olaparib in Metastatic Prostate Cancer [J]. The New England journal of medicine, 2015, 373 (18): 1697-1708.

[90] RYAN C J, SMITH M R, FIZAZI K, et al. Abiraterone ace-

tate plus prednisone versus placebo plus prednisone in chemo-therapy-naive men with metastatic castration-resistant prostate cancer (COU-AA-302): final overall survival analysis of a randomised, double-blind, placebo-controlled phase 3 study [J]. The Lancet Oncology, 2015, 16 (2): 152-160.

[91] FIZAZI K, SCHER H I, MOLINA A, et al. Abiraterone acetate for treatment of metastatic castration-resistant prostate cancer: final overall survival analysis of the COU-AA-301 randomised, double-blind, placebo-controlled phase 3 study [J]. The Lancet Oncology, 2012, 13 (10): 983-992.

[92] TANNOCK I F, DE WIT R, BERRY W R, et al. Docetaxel plus prednisone or mitoxantrone plus prednisone for advanced prostate cancer [J]. The New England journal of medicine, 2004, 351 (15): 1502-1512.

[93] HE D, SUN Z, GUO J, et al. A multicenter observational study of the real-world use of docetaxel for metastatic castration-resistant prostate cancer in China [J]. Asia-Pacific journal of clinical oncology, 2019, 15 (3): 144-150.

[94] BEER T M, ARMSTRONG A J, RATHKOPF D E, et al. Enzalutamide in metastatic prostate cancer before chemotherapy [J]. The New England journal of medicine, 2014, 371 (5): 424-433.

[95] SCHER H I, FIZAZI K, SAAD F, et al. Increased survival with enzalutamide in prostate cancer after chemotherapy [J]. The New England journal of medicine, 2012, 367 (13): 1187-1197.

[96] PARKER C, NILSSON S, HEINRICH D, et al. Alpha emitter radium-223 and survival in metastatic prostate cancer [J]. The New England journal of medicine, 2013, 369 (3): 213-223.

[97] DE BONO J, MATEO J, FIZAZI K, et al. Olaparib for Met-

astatic Castration-Resistant Prostate Cancer [J]. The New England journal of medicine, 2020, 382 (22): 2091-2102.

[98] KANTOFF P W, HIGANO C S, SHORE N D, et al. Sipuleucel-T immunotherapy for castration-resistant prostate cancer [J]. The New England journal of medicine, 2010, 363 (5): 411-422.

[99] DE BONO J S, OUDARD S, OZGUROGLU M, et al. Prednisone plus cabazitaxel or mitoxantrone for metastatic castration-resistant prostate cancer progressing after docetaxel treatment: a randomised open-label trial [J]. Lancet (London, England), 2010, 376 (9747): 1147-1154.

[100] EISENBERGER M, HARDY-BESSARD A C, KIM C S, et al. Phase III Study Comparing a Reduced Dose of Cabazitaxel (20 mg/m (2)) and the Currently Approved Dose (25 mg/m (2)) in Postdocetaxel Patients With Metastatic Castration-Resistant Prostate Cancer-PROSELICA [J]. J Clin Oncol, 2017, 35 (28): 3198-3206.

[101] LE D T, URAM J N, WANG H, et al. PD-1 Blockade in Tumors with Mismatch-Repair Deficiency [J]. The New England journal of medicine, 2015, 372 (26): 2509-2520.

[102] FIZAZI K, CARDUCCI M, SMITH M, et al. Denosumab versus zoledronic acid for treatment of bone metastases in men with castration-resistant prostate cancer: a randomised, double-blind study [J]. Lancet (London, England), 2011, 377 (9768): 813-822.

[103] 樊代明. 整合肿瘤学·临床卷[M]. 北京: 科学出版社, 2021.

[104] 樊代明. 整合肿瘤学·基础卷[M]. 西安: 世界图书出版西安有限公司, 2021.

[105] Zhu S, Chen J, Ni Y, et al. Dynamic multidisciplinary team discussions can improve the prognosis of metastatic castration-

resistant prostate cancer patients[J]. The Prostate，2021，81
（11）：721-7.

[106] Ahdoot M，Wilbur AR，Reese SE，et al. MRI-Targeted，
Systematic，and Combined Biopsy for Prostate Cancer Diagno-
sis[J]. N Engl J Med，2020，382（10）：917-28.

[107] 顾成元，秦晓健，黄永墙，等. 我国部分省市前列腺癌精
准筛查初步结果分析[J]. 中华医学杂志，2019，99（42）：
6.

[108] 中国抗癌协会泌尿男生殖系统肿瘤专业委员会前列腺癌学
组，戴波，叶定伟，等. 前列腺癌筛查中国专家共识
（2021年版）[J]. 中国癌症杂志，2021，31（5）：6.

[109] 中国抗癌协会泌尿男生殖系统肿瘤专业委员会，叶定伟，
王弘恺，等. 前列腺癌骨转移和骨相关疾病临床诊疗专家
共识（2021版）[J]. 中华肿瘤杂志，2021，43（10）：11.

[110] 朱耀. 中国前列腺癌患者基因检测专家共识（2018年版）
[J]. 中国癌症杂志，2018，28（8）：7.